现代医院管理概论

何 玲 王景明 林 永 孔 翠 石增炜 主编

天津出版传媒集团
天津科学技术出版社

图书在版编目(CIP)数据

现代医院管理概论 / 何玲等主编 . -- 天津 : 天津科学技术出版社, 2023.9

ISBN 978-7-5742-1537-5

Ⅰ.①现… Ⅱ.①何… Ⅲ.①医院-管理-研究 Ⅳ.①R197.32

中国国家版本馆 CIP 数据核字(2023)第 157199 号

现代医院管理概论

XIANDAI YIYUAN GUANLI GAILUN

责任编辑:马妍吉

出　版:天津出版传媒集团
天津科学技术出版社

地　址:天津市西康路 35 号

邮　编:300051

电　话:(022)23332695

网　址:www.tjkjcbs.com.cn

发　行:新华书店经销

印　刷:北京四海锦诚印刷技术有限公司

开本 787×1092　1/16　印张 12.5　字数 235 000

2023 年 9 月第 1 版第 1 次印刷

定价:76.00 元

编委会

前　言

随着社会经济的发展和人民群众对医疗服务需求和期望的提高，医院的功能与任务随之发生了较大的变化，并由此带来了医院管理理论和方法的创新与变革。医院作为守护广大人民群众健康的重要社会性企事业单位，需要在构建现代管理制度的发展进程中，不断提升自我医疗服务水平与管理水平相结合的能力。从医院各方面的管理以及相关的机制的落实，一直都成为现代医院管理改革进程中不断予以精细化、科学化与合理化的要求和标准。此外，医院管理者必须关注医院管理的发展趋势与公立医院的改革方向，主动调整医院的经营理念和发展战略，完善医院内部管理，以适应社会经济发展的需要、人民群众对医疗服务的需求以及政府对医疗服务宏观调控的要求。而且，随着现代医疗改革的不断深化，高质量开展医院管理工作更具实际意义。在现代医院管理制度的有效加持下，医院的治理体系、服务流程都将得到进一步完善，全面增强医院的管控能力，进而打造出优秀的医院品牌，全面提升医院的经济运营效率以及品牌影响力。

本书是一本关于现代医院管理方面的书籍，旨在为相关工作者提供有益的参考和启示，适合对此感兴趣的读者阅读。本书详细介绍了现代医院管理基础，让读者对现代医院管理理念有初步的认知；深入分析了人力资源管理、医院档案管理、后勤服务管理、医院运营管理等内容，让读者对医院管理有更深入的了解；以理论与实践相结合的方式呈现。本书论述严谨，结构合理，条理清晰，内容丰富新颖，具有前瞻性。希望本书能够为从事相关行业的读者们提供有益的参考和借鉴。

本书由何玲［临沂市精神卫生中心（临沂市第四人民医院）］，王景明（山东省临沂市妇幼保健院），林永［临沂市精神卫生中心（临沂市第四人民医院）］，孔翠［临沂经济技术开发区人民医院（临沂市第三人民医院）］，石增炜（山东临沂河东医保局）五位作者共同撰写完成。

另外，作者在撰写本书时参考了国内外同行的许多著作和文献，在此一并向涉及的作者表示衷心的感谢。由于作者水平有限，书中难免存在不足之处，恳请读者批评指正。

目　录

第一章　现代医院管理基础

第一节　现代医院管理概论

一、现代医院的概念和特点

（一）医院的起源与功能

1. 医院的起源

医院一词来源于拉丁文，其原意为“客人”，主要是供人避难、休闲，并有使人舒适和被款待的意思，后来逐渐演变成为专供收容和救治病人的场所。

2. 医院的功能

由医院的起源可以看出，医院这一机构自出现之日起，就承担着救死扶伤、济危扶困的社会功能。随着医院的不断发展，其功能也更加丰富，目前医院除了要提供基本的预防、医疗、保健、康复等服务外，也要承担与其功能相适应的临床、科研、教学、培训等功能和任务，同时还要承担公共卫生、健康教育、突发事件的紧急医疗救治和基层医疗机构支援等任务。医院的功能已逐渐从单纯的疾病诊疗和护理转向疾病的预防、保健、康复和健康教育等全方位发展。

21 世纪初，中共中央、国务院印发《“健康中国 2030”规划纲要》。该纲要规定，以提高人民健康水平为核心，以体制机制改革创新为动力，以普及健康生活、优化健康服务、完善健康保障、建设健康环境、发展健康产业为重点，把健康融入所有政策，加快转变健康领域发展方式，全方位、全周期维护和保障人民健康，大幅提高健康水平，显著改善健康公平，为我国的发展提供坚实健康基础。因此，在以提高人民健康水平为中心的背景下，医疗机构如何从当前的功能定位转变为全方位促进和提高人民健康水平、建设新型的现代医院成为亟待思考和解决的问题。

（二）医院的定义和分类

1. 医院的定义

医院是以诊疗疾病、照护病人、促进健康为主要目的而设立的面向民众或特定人群提供医疗保健服务的场所。具体来讲，就是运用现代医学科学理论和技术，拥有一定数量的基础设施、医务人员、诊疗设备，通过依法获得有执业资格的医务人员的集体协作，向患者、特定人群或社会提供医疗、预防、保健和康复等服务的机构，以保障和促进人民群众健康水平的不断提高。

2. 医院的分类

（1）按专业性质分类

①综合医院：旨在处理各种疾病和损伤的医疗机构，通常包括急诊部、门诊部和住院部。综合医院通常是一个地区的主要医疗机构，有一定数量规模的床位，可以同时为较多的病人提供诊疗、救治、危重症监护和长期治疗。

②专科医院：旨在治疗特定疾病或伤害的医疗机构，按不同疾病或伤害，可分为儿科医院、妇产科医院、男科医院、肛肠医院、耳鼻喉医院、皮肤科医院、精神病院、肿瘤医院、传染病医院、肾病医院等。

③教学医院：不仅为病人提供与其他类型医院相同的诊疗服务，同时还肩负有医学教学任务的医疗机构。教学医院可以是综合医院，也可以是专科医院。教学医院通常是医学院校的附属医院。

（2）按床位规模和所能提供的服务质量分类

根据规定，我国现行医院分为三级，每级分甲、乙、丙三等，其中三级增设特等，因此医院共分三级十等。医院的等级划分是依据其医疗功能、设施设备、技术能力、管理水平等进行考核评审的。

（3）按服务对象划分

有部队医院、企业医院、行业医院、事业医院等，有其特定服务对象。

（4）按所有制性质划分

有全民所有制、集体所有制、公立医院、民营医院、中外合资医院和独资医院等。

（5）按医疗机构分类管理要求划分

有非营利性医疗机构和营利性医疗机构。非营利性医疗机构即公立医院，其在医疗服务体系中占据主导和主体地位。

（三）现代医院管理的概念和特点

1. 现代医院管理的概念

现代医院管理是在遵循医院工作特点和客观规律的基础上，将现代自然科学、社会科学和管理科学知识及成果应用到医院管理活动中，综合运用现代化的工具和手段，通过对人、财、物、信息、技术、时间、空间等资源进行有计划的组织、协调、控制等一系列管理活动，以取得最佳的社会效益和经济效益。

2. 现代医院管理的特点

（1）以人为本、健康优先

现代医院管理是以人为根本，以健康为导向，和谐共享，倾心互助的系统化管理，其管理和诊疗的出发点和归宿点都是健康。现代医院的设置、结构、运转、活动和与此相关的一切服务都要遵循健康规律，都要为了健康，以尊重人的健康为前提和行为宗旨，通过实施健康诊疗、落实健康管理、推广健康生活、优化健康服务、完善健康保障、优化健康绩效，让病人在医院诊疗的全过程都感受到公平、公正、尊重和贴心，从而营造一个温馨、和谐的健康环境。

（2）标杆引领、追求卓越

标杆管理是不断寻找和研究一流组织的最佳实践，以此为基准进行比较、分析、判断，从而使自身得到不断改进，步入创造优秀绩效的良性循环过程，也就是运用标杆管理的理论和方法组织医疗实践和诊疗活动，实现持续改进、追求卓越的绩效目标二标杆管理在我们的日常管理活动中很常见，就是学先进，就是赶帮超，就是有目的、有方法、有步骤地学习系统内外的先进典型。通过对内外部先进者的调查、分析、比较，确定学习目标（立标），以此为对象结合本身实际认真比较找出关键点（对标），制订方法路径严格实施赶超先进（达标），发挥自身优势优化思路、方法和实践，超越先进，创立新的标杆（创标），实现组织、使用部门、个人或专业的快速发展。现代医院管理本身具有瞄准和赶超先进、追求竞争优势的本质特性；通过建立内、外部标杆管理，竞争性标杆管理，非竞争性标杆管理，功能性标杆管理和通用性标杆管理，将各种标杆管理方式根据组织自身条件和标杆管理业务方面的要求相结合，取长补短，以取得高效的发展效果。

（3）勇于创新、科学发展

经济新常态是当前我国经济发展的显著特征。改革开放以来支撑我国经济发展的低要素成本和高投资驱动的增长方式已难以为继，亟须通过提升全要素生产率，培育经济发展的新动力进行转型升级。在此背景下，现代医院管理方式同样需要转变，管理导向从单纯依靠硬件设施和规模增长转向为推动医疗技术创新和医疗服务差异化发展，并在管理体制、运行机制、人事管理、分配制度、财务管理、医疗质量管理等方面不断完善。建立公立医院内部决策和制约机制，实行重大决策、重要干部任免、重大项目实施、大额资金使用集体讨论并按规定程序执行，落实院务公开，发挥职工代表大会职能，强化民主管理，使医院在规范中前进，在创新中超越，在发展中卓越。

（4）精准定位、协作共赢

找准位置是发展的基础，明确医院功能定位，看准医院发展方向一方面，发挥现代医院在基本医疗服务提供、急危重症和疑难病症诊断等方面的功能作用，另一方面，通过完善基层首诊机制，双向转诊，发挥基层医疗卫生机构在基本医疗和转诊服务中的作用。通过双向转诊程序，实现不同级别和类型医疗机构之间有序转诊，畅通患者向下转诊渠道，由上级医院出具治疗方案，在下级医院或基层医疗卫生机构实施治疗、康复。按照分级诊疗制度构建出基层首诊、双向转诊、急慢分治、上下联动的分级诊疗模式。找准各自利益平衡点，在医院、基层医疗卫生机构和慢性病长期看护机构之间建立起科学合理的分工协作机制。

（5）互联互通、提升价值

在当前信息技术快速发展的前提下，在医疗机构内部以及与医疗机构相关联的各级卫生管理机构和协作单位建立起互联互通的信息沟通渠道，打破信息孤岛和壁垒，实现信息、管理和技术等资源的互联互通，共建共享，对于优化服务流程，发挥优势功能，减轻病人负担，优化资源布局，体现医务人员技术劳务价值，已成为目前医院发展的共识。

二、医院的现代化与现代性

（一）何为“现代”

“现代”一词为舶来词，来源于拉丁语单词“*modemus*”，目前已被公认为是世界范围内应用频率最广泛的基础词汇之一，但对“现代”一词的来源及界定的模糊性、多样性和理解的偏差，又影响和制约着学术界、思想界及实务界对有关“现代”问题的探究。

近年来，我国学术界对“现代”概念的理解大体分为以下几种：一是历史分期说。即将正在经历的当下称为“现代”，与之相对应的称为“古代”，两者是相对而存在的，没有严格的时间界限。二是学科界说。即从社会学、政治学、哲学等不同学科层面探讨“现

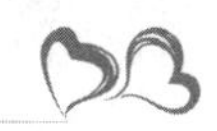

代”问题，认为“现代”代表进步性、合理性和自由的精神，标志着与传统、世俗决裂的一种转变。三是广义狭义论。广义上的“现代”不特定指历史上的某一个时间区域，而是属于历史演进中的任何一个时间区域，“现代”终将成为“过去”，是相对而存在的。狭义上的“现代”特指历史发展的某一特定时期，具有相对明显的时间界限。无论是从广义还是从狭义上界定，两者都蕴含着比过往的进步性。

对“现代”一词的理解如此丰富多样以致为开展相关“现代”问题的研究带来了诸多不便。但归结起来，“现代”又具有以下共同特征：一是反映了一定的时间维度；二是呈现了与之对应的“过往”的对比和转变；三是蕴含了一定的进步性；四是视角的多样性。

（二）“现代性”与“现代化”

由对“现代”一词理解的多样性和模糊性，直接导致了对由此衍生“现代性”和“现代化”的不同理解和认识。“现代性”一词主要表示人或事物所具有的一种品质和特性。从构词学的角度看，“现代性”是由“现代”一词为词根加上表示“性质”“状态”“程度”等意义的后缀“-ity”构成。如果“现代”一词表示时间分段概念的话，那么“现代性”一词则是“现代”最初含义的表述，但随着时间的推移，对“现代”和“现代性”的使用界限逐渐模糊起来，甚至不加区分地进行混用。

同样以“现代”一词为词根构成的“现代化”一词，则集中反映了人或事物从“过往的现代”到“现代之现代”的转型变化过程。因此，可将“现代”“现代化”“现代性”简单地概括如下，即以“现代”这一相对时间分段概念为区间，通过一系列现代化的过程或转变，以到达“现代性”的彼岸。从一般意义上来看，“现代性”是理念、范畴，是一种价值观念和文化精神，属于“质”的范畴，代表一种性状和结果，其状态如何只可描述不可测度；“现代化”则是过程、方法论，代表实现“现代性”的路径和机制，是现代性观念在经济、政治、科学、文化等方面的运作，属于“量”的范畴，其状态是可以测度的。

现代性的根本是人的现代性，即人在观念和行为上的现代性，只有通过具有现代观念的、理性的人的支撑，社会才能真正发展起科学与民主。

（三）现代医院的现代性与现代化

“现代医院”这一表述是将“医院”这一专属学科领域和实体纳入“现代”的范畴来考量。这将涉及三个基本概念，一是“现代医院”的时期如何划分；二是“现代医院”的“现代性”如何体现或衡量；三是实现“现代医院”“现代性”的“现代化”转变机制和过程是什么。这三者之间是紧密相连、不可分割的，既具有逻辑上的自洽性，又具有互为前提、互为因果的辩证性及变动前进和螺旋上升的特征。

关于“现代医院”的时期划分。借鉴“现代”一词的广义界说，“现代医院”不特指某一特定时期，泛指当前或现在的医院正在经历的当下。“现代医院”的“现代性”和“现代化”也基于这一时间界定来探讨。

关于“现代医院”的“现代性”。由于“现代性”所具有的多元多样性、变动性及自我否定的螺旋上升性等特性，在探讨现代医院“现代性”的问题上，要充分考虑“现代性”这一特质。这就决定了不同的社会科学文化背景、不同的政治经济管理体制及不同的发展阶段，“现代性”所呈现出的特性或状态是不一样的，对现代医院“现代性”的评价和考量也应尊重这一规律。从我国现代化发展的过程以及取得的经验教训来看，对“现代化”的考量应从经济基础和上层建筑两个层面构建“现代性”评价体系，既包括物质的现代性又包括精神的现代性。

现代医院的发展应从对“现代性”观念反思中加以转变，即要实现从粗放发展向集约发展的转变，从外延扩张向内涵建设的转变和从满足需求向优化供给等的转变，对现代医院现代性的评价指标体系的构建应充分体现这一转变特质。

关于当前“现代医院”的“现代化”。我国现代医院的现代化应置于建设中国特色社会主义现代化的大背景下加以考量，受制于中国特色“现代性”观念的指引，不同于西方社会所倡导的现代性价值评判体系。

三、现代医院管理评价体系

（一）理论基础

1. 医院文化理论

（1）医院文化概念

医院文化有广义和狭义之分，广义的医院文化泛指医院主体和客体在长期的医学实践中创造的特定的物质财富和精神财富的总和，包括医院硬文化和医院软文化两大方面。医院硬文化主要是指医院的物质状态，包括医疗设备、医院建筑、医院环境、医疗技术和医院效益等有形的东西，其主体是物。医院软文化是指医院在历史发展过程中形成的具有本医院特色的思想、意识、观念、习惯、精神等意识形态和行为模式以及与之相适应的制度、规范和组织结构，其主体是人。医院硬文化是医院软文化形成和发展的基础，而医院

软文化一旦形成则对医院硬文化具有反作用。两者是一个有机的整体，彼此相互制约，又互相转换。狭义的医院文化是指医院在长期医疗活动中逐渐形成的以人为核心的文化理论、价值观念、生活方式和行为准则等，即医院软文化医院文化是医院的灵魂，是推动医院发展的不竭动力。

（2）医院文化内容

医院文化的定义，内容是十分广泛的，但其中最主要的应包括以下几点。

①运营哲学。运营哲学是医院特有的从事医疗技术活动和管理活动的价值观念的反映和方法论原则，是指导医疗和管理行为的基础。现代医院管理面临的竞争环境矛盾复杂多样，这就要求现代医院要有明确的发展战略和科学的方法论，有一套逻辑思维的程序来规范自己的行为，即医院的运营哲学。

②价值观念。所谓价值观念，是人们基于某种功利性或道义性的追求而对人们（个人、组织）本身的存在、行为和行为结果进行评价的基本观点。价值观不是人们在一时一事上的体现，而是在长期实践活动中形成的关于价值的观念体系。医院的价值观，是指医院职工对医院存在的意义、运营目的、服务宗旨的价值评价，是医院全体职工共同的价值准则。

医院应逐步形成“以人为本，科学发展”的办院理念，并贯穿到医院发展的各个环节和方面，已逐渐引领该院步入现代化发展的新轨道。以人为本，首先是以病人为本，提高医疗质量，为病人提供人性化的服务，时时处处为病人着想，把病人满意作为检验工作的唯一标准；其次是以员工为本，创造条件，搭建平台，最大限度地发挥人的潜能，使人尽其才，才尽其用科学发展，即坚持以人为本，实现全面、协调、可持续发展，“以人为本，科学发展”是医院工作所要达到的效果，也是实现医院战略目标应遵循的根本原则和价值追求。

③医院精神。医院精神是指医院结合自身工作性质、宗旨、使命和发展方向，并经过精心培养和历练而形成的精神风貌和道德风尚。医院精神是医院文化的核心，在整个医院文化建设中起着主导作用医院精神对医院运营哲学、医院道德、医院形象、医院制度和团队意识起着决定性的作用。可以说，医院精神就是医院的灵魂。科技飞速发展，市场竞争激烈，形势逼人，时不我待必须以敢争第一的勇气，在质量、技术、服务、管理等各方面追求卓绝出众，勇于超越，争创一流，才能把握发展先机，占领制高点，赢得大发展。

④医院道德。医院道德是医院一切行为规范的总和。它从伦理关系的角度，以善与恶、公与私、荣与辱、诚实与虚伪等道德范畴为标准来评价和规范医院行为。医院道德不同于法律规范和制度规范，不具有强制性和约束力，但具有积极的示范效应和强烈的感染

力，当被人们普遍认可和接受后具有较强的自我约束力。

⑤医院形象。医院形象是医院软硬实力的集中体现，通过外部特征和具体的医疗活动表现出来，并被患者等利益相关方认同的医院总体印象。由外部特征表现出来的医院的形象称为表层形象，如医院环境、设施、标识等直观印象；通过运营实力表现出来的形象称为深层形象，是医院内部各种要素的综合体现，如人员素质、精神风貌、就医流程、患者体验、人际关系等表层形象和深层形象二者相互依存、相互促进。表层形象是深层形象的载体，深层形象是表层形象的价值内涵和支撑。

⑥医院制度。医院制度是在医疗实践活动中所形成的行为准则和规范，带有一定的强制性和约束力。从医院文化的整体构架来看，医院制度属于中间层次，是医院精神文化的表现形式，是物质文化的保证措施医院制度主要有规范行为、协调关系和有效运行三大功能，完善的医院制度体系建设是促进医院协调有序运转并实现医院战略目标的重要保障。

⑦团队意识。团队意识是指整体配合意识，反映团队成员的整体观念和目标的一致性团队意识有以下功能和作用：一是系统效应，即“1+1>2”的结合力。二是全体成员的向心力、凝聚力。真正把自己看成是团队的一部分，“心往一处想，劲往一处使”。三是归属感。以自己作为团队的一员而自豪，并将此作为自己生活、价值的依托和归宿。四是安全感。使处于团队中的每个成员都能感受到团队所带来的基本生活保障和价值追求。

（3）医院文化功能

①导向功能。医院文化的导向功能主要体现在：一是运营哲学和价值观念的指导。运营哲学决定了医院管理的思维方式和处理问题的法则，这些方式和法则指导管理者进行正确的决策，指导医务人员采用科学的方法从事医疗服务活动。医院共同的价值观念规定了医院的价值取向，引导医院全体职工朝着医院的发展目标共同奋斗。二是医院目标的指引。医院目标代表着医院发展的方向，没有正确的目标就等于迷失了方向。先进的医院文化应从实际出发，以科学的态度去制定医院的发展目标，这种目标一定具有可行性和科学性。

②约束功能。医院文化的约束功能主要是通过完善管理制度和道德规范来实现的：医院制度是医院文化的内容之一，是医院内部的法规，医院的领导者和医院职工必须遵守和执行，从而形成约束力。道德规范的约束体现在道德规范是从伦理关系的角度来约束医院领导者和职工的行为。如果人们违背了道德规范的要求，就会受到舆论的谴责，心理上会感到愧疚和不安。

③凝聚功能。医院文化以人为本，尊重人的感情，从而在医院中营造一种团结友爱、相互信任的和睦气氛，无形中强化了团队意识，使医院职工之间形成强大的凝聚力和向心

力。共同的价值观念形成了共同的目标和梦想，职工把医院看成是一个命运共同体，把本职工作看成是实现共同目标的重要组成部分，整个医院步调一致，形成统一的整体。这时，“院兴我荣，院衰我耻”成为职工发自内心的真挚感情，“爱院如家”就会变成他们的自觉行动。

④激励功能。共同的价值观念使每个职工都感到自身的存在和行为的价值，自我价值的实现是人的最高精神需求的一种满足，这种满足必将形成强大的激励一在以人为本的医院文化氛围中，领导与职工、职工与职工之间互相关心、互相支持。特别是领导对职工的关心，职工会感受到尊重，自然会振奋精神，努力工作。另外，医院精神和医院形象对医院职工有着极大的鼓舞作用，特别是医院文化建设取得成功，在社会上产生影响时，医院职工会产生强烈的荣誉感和自豪感，会促使他们更加努力，并用自己的实际行动去维护医院的荣誉和形象。

⑤调适功能。调适即调整和适应。医院各部门之间、职工之间，囿于各种原因难免会产生一些问题和矛盾，解决这些矛盾需要各自进行自我调节；医院、国家、社会与环境、患者之间都会存在不协调、不适应之处，这也需要进行不断调整和适应。医院哲学和医院道德规范使管理者和普通员工能科学地处理这些矛盾，自觉地约束自己，形成完善的自适应和自调节系统。

⑥辐射功能。文化的感染力和辐射力不只在医院内部起作用，也能通过各种渠道和媒介对外界产生影响。

（4）医院文化结构

医院文化结构就是医院文化的构成、形式、层次、内容和类型等的比例关系和位置关系。它表明各个要素如何链接，形成医院文化的整体模式，即医院物质文化、医院行为文化、医院制度文化、医院精神文化形态。

医院文化结构可分为四层。第一层是表层的物质文化；第二层是幔层的（或称浅层的）行为文化；第三层是中层的制度文化；第四层是核心层的精神文化。

①医院文化的物质层：医院文化的物质层也叫医院的物质文化，是指医院建筑、设备、设施、人员等构成的器物文化，是一种以物质形态为主要研究对象的表层医院文化。

②医院文化的行为层：医院文化的行为层又称为医院行为文化。如果说医院物质文化是医院文化的最外层，那么医院行为文化可称为医院文化的幔层，或称为第二层，即浅层的行为文化，是基于物质层文化基础上形成的医院的行为规范。

③医院文化的制度层：医院文化的制度层又叫医院的制度文化，主要包括医院领导体制、组织结构和管理制度三个方面。医院领导体制的产生、发展、变化，是医院生产发展

的必然结果，也是文化进步的产物。医院组织结构，是医院文化的载体，包括正式组织和非正式组织。医院管理制度是医院在进行医疗活动时所制定的、起规范保证作用的各项规定或条例。

④医院文化的精神层：医院文化的精神层又称为医院精神文化，相对于医院物质文化和行为文化来说，医院精神文化是一种更深层次的文化现象，在整个医院文化系统中，它处于核心的地位。精神层是医院文化的核心和灵魂。

2. 金字塔原理

金字塔原理，旨在阐述写作过程的组织原理，提倡按照读者的阅读习惯改善写作效果。因为主要思想总是从次要思想中概括出来的，文章中所有思想的理想组织结构也就必定是一个金字塔结构：由一个总的思想统领多组思想。在这种金字塔结构中，思想之间的联系方式可以是纵向的，即任何一个层次的思想都是对其下面一个层次上的思想的总结；也可以是横向的，即多个思想因共同组成一个逻辑推断式，而被并列组织在一起。金字塔原理是一项层次性、结构化的思考和沟通技术，可以用于结构化的写作过程。该金字塔原理假设所关注的是思考过程。这项写作思考方法要求表述者（写作者）在写作之前先对那些提纲挈领的中心思想进行归类。支持性观点可以基于：一是归纳推理，论证的前提支持结论但不确保结论的推理过程。它们落在金字塔的第二行，每一项都针对写作报告的一个具体问题，如为什么、怎么办、怎么知道的。二是演绎推理，结论为前提事实必要条件的推理过程。

金字塔模型还揭示了如何运用 SCQA 架构，即“情境（situation）、冲突（complication）、问题（question）、答案（answer）”架构来确定阐释的中心思想以及观点的安排次序。

金字塔结构的优势：一是将思想组织成金字塔，便于归类分组；二是为了进行自上而下的表述，突出结论；三是为了便于自下而上进行思考、总结和概括。

3. 生命周期理论

世界上任何事物的发展都存在着生命周期，医院也不例外。生命周期理论是关于组织成长、消亡阶段性和循环的理论。所谓“生命周期”，是指组织诞生、成长、壮大、衰退，甚至死亡的过程。虽然不同组织的寿命有长有短，但各个组织在生命周期的不同阶段所表现出来的特征却具有某些共性。

医院生命周期问题所运用的基本思想是组织生命周期的思想，许多学者对生命周期理论开始关注，并从不同视角对其进行了考察和研究。

4. 标杆管理理论

实际上标杆就是榜样，这些榜样在业务流程、制造流程、设备、产品和服务方面所取

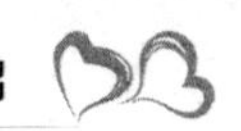

得的成就，就是后进者瞄准和赶超的标杆。中国有句古话，“以铜为鉴，可以正衣冠；以史为鉴，可以知兴替；以人为鉴，可以明得失”。组织这么做，在自己面前树立一面镜子，明得失，找差距，图进步。

标杆管理方法较好地体现了现代知识管理中追求竞争优势的本质特性，因此具有巨大的实效性和广泛的适用性。如今，标杆管理已经在市场营销、成本管理、人力资源管理、技术研发、教育部门管理等各个方面得到广泛的应用。

根据标杆伙伴选择的不同，通常可将标杆管理分为五类。

（1）内部标杆管理

标杆伙伴是组织内部其他单位或部门，主要适用于大型多部门的组织集团或跨国公司。由于不涉及商业秘密的泄露和其他利益冲突等问题，容易取得标杆伙伴的配合，简单易行。另外，通过展开内部标杆管理，还可以促进内部沟通和培养学习气氛。但是其缺点在于视野狭隘，不易找到最佳实践，很难实现创新性突破。

（2）竞争性标杆管理

标杆伙伴是行业内部直接竞争对手。由于同行业竞争者之间的服务结构和行业流程相似，面临的市场机会相当，竞争对手的作业方式会直接影响组织的目标市场，因此竞争对手的信息对于组织在进行策略分析及市场定位有很大的帮助，收集的资料具有高度相关性和可比性但正因为标杆伙伴是直接竞争对手，信息具有高度商业敏感性，难以取得竞争对手的积极配合，获得真正有用或是准确的资料，从而极有可能使标杆管理流于形式或者失败。

（3）非竞争性标杆管理

标杆伙伴是同行业非直接竞争对手，即那些由于地理位置不同等原因虽处同行业但不存在直接竞争关系的组织。非竞争性标杆管理在一定程度上克服了竞争性标杆管理资料收集和合作困难的弊端，继承了竞争性标杆管理信息相关性强和可比性强的优点，但可能由于地理位置等原因而造成资料收集成本增大。

（4）功能性标杆管理

标杆伙伴是不同行业但拥有相同或相似功能、流程的组织。其理论基础是任何行业均存在一些相同或相似的功能或流程，如物流、人力资源管理、质量管理等。跨行业选择标杆伙伴，双方没有直接的利害冲突，更加容易取得对方的配合，另外可以跳出行业的框框约束，视野开阔，随时掌握最新经营方式，成为强中之强。但是投入较大，信息相关性较差，最佳实践需要较为复杂的调整转换过程，实施较为困难。

（5）通用性标杆管理

标杆伙伴是不同行业具有不同功能、流程的组织，即看起来完全不同的组织。其理论基础是：即使完全不同的行业、功能、流程也会存在相同或相似的核心思想和共通之处。例如，多米诺比萨饼公司通过考察研究某组织的急救室来寻求提高送货人员的流动性和工作效率的途径，提高员工的应急能力。从完全不同的组织学习和借鉴会最大限度地开阔视野，突破创新，从而使组织绩效实现跳跃式的增长，大大提高组织的竞争力，这是最具创造性的学习。而其信息相关性更差，组织需要更加复杂的学习、调整和转换过程才能在本组织成功实施学到的最佳实践，因此困难更大组织最好的选择就是根据需要实施综合标杆管理，即将各种标杆管理方式根据组织自身条件和标杆管理项目的要求相结合，取长补短，以取得高效的标杆管理。

（二）现代医院管理评价体系的结构模型

1. 价值导向

随着医学模式的变化，医疗服务体系将从关注疾病向关注价值和人群的全生命周期健康转变。有价值的医疗服务体系将更加关注改善整个人群的健康状况，为个人和家庭提供更优质的医疗服务和服务体验，并且医疗费用是可负担的。广义的卫生服务价值是指以较低的成本获得更好的健康结果、服务质量和病人安全。从提高卫生服务能力的改革和转变策略的角度看，价值是指从以服务量和营利为目标转到以患者健康结果为导向。低价值的医疗服务是指对健康结果有很少或根本没有益处的服务，临床意义上无效，甚至有害的服务，以及成本效果低的服务。低价值医疗服务导致成本超支，低质的服务和不良的健康结果，包括不当的医疗、不安全和不必要的医疗、大处方、过度检查、过度医疗、过度诊断，以及由此带来的错过预防时机和浪费等。

鉴于此，对现代医院管理体系的评价要着眼于构建有价值的医疗服务体系和关注人的全生命周期健康管理。

2. 结构模型

借鉴组织文化管理理论，生命周期管理理论，金字塔原理及马克思、恩格斯经济基础与上层建筑关系等的理论，从物质层、行为层、制度层和理念层四个方面，构建了现代医院管理评价体系的结构模型。

第一层为物质层，主要包括医院的人员、设施、设备、资本、信息等方面。

第二层为行为层，主要包括医院内部人才资源、医疗活动、教学活动、学科建设、科研活动等方面。

第三层为制度层，主要包括医院的管理制度、管理结构、领导体制、运行制度和规范等方面。

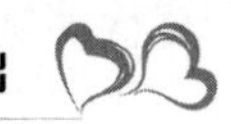

第四层为理念层，是医院核心的价值观念和战略导向。

医院生存与发展的不同生命周期内，对四个层次的要求和评价也不一样，对于初建医院和处于快速成长期的医院，更应该注重物质层和行为层的建设，处于成熟期的医院，应向更高层次即制度层和理念层的建设倾斜。医院的理想发展目标是实现价值管理和文化管理，以保证基业长青。

（三）医院现代化评价指数

借鉴世界现代化和中国现代化评价理论，借用综合指数法，尝试提出了医院现代化指数（hospital modernization indexes，HMI）的概念，以综合评价不同等级、不同类型医院的现代化程度和水平。综合指数法是指在确定一套合理的经济效益指标体系的基础上，对各项经济效益指标个体指数加权平均，计算出经济效益综合值，用以综合评价经济效益的一种方法，即将一组相同或不同指数值通过统计学处理，使不同计量单位、性质的指标值标准化，最后转化成一个综合指数，以准确地评价工作的综合水平。综合指数值越大，工作质量越好，指标多少不限。

综合指数法将各项经济效益指标转化为同度量的个体指数，便于将各项经济效益指标综合起来，以综合经济效益指数作为医院间综合经济效益评比排序的依据。各项指标的权数是根据其重要程度决定的，体现了各项指标在经济效益综合值中作用的大小。综合指数法的基本思路则是利用层次分析法计算的权重和模糊评判法取得的数值进行累乘，然后相加，最后计算出经济效益指标的综合评价指数。

HMI 值越大说明医院的现代化水平越高。还可将此评价方法应用于医院具体的工作领域进行评价，如医院信息化指数、医院文化指数等。

第二节　现代医院管理环境

一、社会环境

（一）医学模式的转变

1. 医学模式概念

医学模式是指一定历史时期内医学发展的概念框架、基本观点、思维方式、发展规范的总和，反映人们用什么观点和方法研究、处理健康与疾病问题，影响着人们对生命、生理、心理、病理、预防、治疗和保健等问题的认知观点，指导着人们的医疗卫生实践活动。一定时期的医学模式与该时期医疗卫生技术的发展水平、社会经济状况、科学文化、道德规范、价值取向等息息相关。

（1）自然哲学医学模式

以自然哲学理论为基础的思维方式来解释健康和疾病的医学模式。各国、各地区的传统医学多是该模式，是一种朴素的整体医学观。

（2）机械论医学模式

以机械论的观点和方法来观察和解决健康与疾病的医学模式，把疾病比作机械故障，把治疗疾病比拟为维修机器。

（3）生物医学模式

以生物学过程解释健康和疾病，将生物学手段当作保健、预防和治疗疾病的主要，甚至是唯一手段的医学模式，把躯体和精神割裂开来，把生命比拟为纯生物学过程。

（4）生物—心理—社会医学模式

其主要内容包括生物因素、环境因素、行为和生活方式及卫生服务四大因素，深刻地揭示了医学的本质和发展规律，从单纯的生物因素扩大到人的社会和心理因素，并从医学整体出发，对疾病从生物、心理、社会适应三方面的情况综合考虑做出判断，为医学发展指出了更明确的方向，是人们对高质量医疗卫生服务需求的客观反映。

2. 医学模式转变的背景

（1）人类的疾病与死因结构发生了改变

世界各国先后出现了以心脏病、脑血管病、恶性肿瘤占据疾病谱和死因谱主要位置的变化趋势。例如，影响我国人群健康的主要疾病，也由过去的传染病为主逐步转变为以慢性非传染病为主。

（2）医学科学发展的社会化趋势

医学发展史证明，医学的发展与社会发展息息相关。人类保护健康和防治疾病，已经不单是个人的活动，而成为整个社会性活动。只有动员全社会力量，保持健康、防治疾病才能奏效。

（3）对保护健康和防治疾病的认识深化

随着人们对保护健康、防治疾病的经验积累，认识也有了深刻的变化。对人的属性的认识，由生物自然人上升到社会经济人对疾病的发生和变化，由生物层次深入心理与社会层次；对健康的思维也日趋全方位、多层次、系统化和整体性。

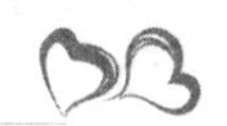

（4）人类对卫生保健需求的提高

随着经济的发展、社会的进步、技术的改善、物质生活的丰富，人们对卫生保健的需求提出了更高的要求。不但要身体好、精神好、寿命长，而且有良好的心理状态和社会活动能力，提高生活质量，延年益寿成为共同追求。

（5）健康成为全球共同目标

《世界人权宣言》《经济、社会及文化权利国际公约》均将健康作为基本人权。联合国“千年发展目标”中提出的八个总目标中就有三个是卫生目标，即“降低儿童死亡率”“改善产妇保健”和“对抗艾滋病病毒”；还有三个与卫生有着密切联系，即“消灭极端贫穷和饥饿”“普及小学教育”和“确保环境的可持续能力”。《2030年可持续发展议程》明确提出了“确保健康的生活方式、促进各年龄阶段人群的福祉”的发展目标，更加凸显健康发展的全面性、公平性和协同性。

3. 生物—心理—社会医学模式的建立

近年来，人们对于疾病和健康的认识不再局限于生理学的范畴，而向心理、行为科学和社会科学领域扩展。人们认识到，生物医学模式概念已不能确切概括人类疾病与健康的性质以及医疗保健的途径。

有学者提出，应该用生物—心理—社会医学模式取代生物医学模式，为了理解疾病的决定因素，并达到合理的治疗和预防，医学模式必须考虑到病人、环境及社会，这就需要一种新的生物—心理—社会医学模式。这一观念包含了生物、心理和社会因素与人体健康的内在相关性。生物—心理—社会医学模式是现代医学发展的必然结果，并成为当代医学的发展趋势。

医学模式的变化，势必会引起医院功能的改变，即由原来单一的医疗型向“医疗、预防、保健、康复”复合型转化，不仅从生物学角度，而且从心理学、社会学及建筑环境、设备等方面为病人创造良好的整体医学环境，将更加重视人的社会、心理及获取信息的需求，医院的艺术化、家庭化、庭院化、数字化、智慧化趋向将更加明显，医疗环境质量的好坏将成为现代医院的重要特征。

（二）卫生和健康事业快速发展，健康观念深入人心

近年来，政府高度重视卫生与健康事业发展，提出推进健康中国建设，将卫生与健康事业发展摆在了经济社会发展全局的重要位置，我国卫生和健康事业得到迅速发展。随着深化医药卫生体制改革加快实施，卫生与健康事业获得了长足发展，人民健康水平持续提高。

随着医药卫生体制改革的不断深入，全民医保体系逐步建立完善，城乡居民大病保险、重特大疾病医疗救助、疾病应急救助逐步推开。公立医院改革稳步推进，县级公立医院综合改革全面实施，城市公立医院综合改革试点持续深化，国家基本药物制度得到巩固完善。

医疗卫生服务体系建设不断完善，服务能力大幅提升。医疗卫生机构基础设施条件持续改善。住院医师规范化培训制度初步建立，以全科医生为重点的基层医疗卫生人才队伍建设加快推进。分级诊疗制度建设有序推进，初步建立了预防化解医疗纠纷的长效机制。

随着健康中国倡议及新时期爱国卫生运动的深入推进，城市环境卫生薄弱地区和农村垃圾污水处理得到改善，农村卫生厕所普及率提高，农村生活垃圾问题得到集中治理，城乡环境卫生得到明显改善，居民健康观念和健康素养水平稳步提升。

（三）卫生与健康事业在国民经济和社会发展中处于优先发展的战略地位

健康是促进人全面发展的必然要求，是经济社会发展的基础条件。实现国民健康长寿，是国家富强的重要标志。

全民健康是建设健康中国的根本目的，立足全人群和全生命周期两个着力点，提供公平可及、系统连续的健康服务，实现更高水平的全民健康。要惠及全人群，不断完善制度、扩展服务、提高质量，使全体人民享有所需要的、有质量的、可负担的预防、治疗、康复、健康促进等健康服务，突出解决好妇女儿童、老年人、残疾人、低收入人群等重点人群的健康问题。要覆盖全生命周期，针对生命不同阶段的主要健康问题及主要影响因素，确定若干优先领域，强化干预，实现从胎儿到生命终点的全程健康服务和健康保障，全面维护人民健康。

“共建共享、全民健康”，是建设健康中国的战略主题。要求坚持健康优先原则，核心是以人民健康为中心，把健康融入所有政策，把健康摆在优先发展的战略地位，立足国情，将促进健康的理念融入公共政策制定实施的全过程，加快形成有利于健康的生活方式、生态环境和经济社会发展模式，实现健康与经济社会良性协调发展，落实人民共建共享的卫生与健康工作方针。针对生活行为方式、生产生活环境及医疗卫生服务等健康影响因素，坚持政府主导与调动社会、个人的积极性相结合，推动人人参与、人人尽力、人人享有，落实预防为主，推行健康生活方式，减少疾病发生，强化早诊断、早治疗、早康复，实现全民健康。

（四）人口结构性问题、疾病谱变化和环境问题带来的新挑战

在经历了从高生育率到低生育率的转变之后，我国人口的主要矛盾已经从增长过快转

变为人口老龄化、人口红利消失、临近超低生育率水平、出生性别比失调等问题。

老龄化进程加速。伴随着老龄化程度逐步提高，慢性病成为主要的健康问题，而重大传染病和重点寄生虫病等疾病威胁持续存在。此外，境内外交流的日趋频繁加大了传染病疫情和病媒生物输入风险，大气等环境污染和食品安全问题严重影响人民健康。

二、科教环境

（一）爱国卫生运动

创新健康教育的方式和载体，充分利用互联网、移动客户端等新媒体传播健康知识，提高健康教育的针对性、精准性和实效性。加大新闻媒体无偿开展卫生防病知识公益宣传力度，将健康教育纳入国民教育体系，结合各类健康主题日，组织开展经常性宣传教育活动。

加强健康教育的内容建设，组织发布科学防病知识，及时监测纠正虚假错误信息，坚决取缔虚假药品等广告、打击不实和牟利性误导宣传行为。

继续实施健康中国行、全民健康素养促进行动、全民健康生活方式行动、全民健康科技行动等活动，打造一批健康教育的品牌活动。

医疗卫生机构在提供诊疗服务时要积极开展健康教育，推动重点人群改变不良生活习惯，形成健康生活方式。

（二）“健康中国”规划

提高全民健康素养。推进全民健康生活方式行动，强化家庭和高危个体健康生活方式指导及干预，开展健康体质、健康口腔、健康骨骼等专项行动，建立健康知识和技能核心信息发布制度，健全覆盖全国的健康素养和生活方式监测体系建立健全健康促进与教育体系，提高健康教育服务能力，从小抓起，普及健康科学知识。加强精神文明建设，发展健康文化，移风易俗，培育良好的生活习惯。各级各类媒体加大健康科学知识宣传力度，积极建设和规范各类广播电视等健康栏目，利用新媒体拓展健康教育。

加大学校健康教育力度。将健康教育纳入国民教育体系，把健康教育作为所有教育阶段素质教育的重要内容。以中小学为重点，建立学校健康教育推进机制。构建相关学科教学与教育活动相结合、课堂教育与课外实践相结合、经常性宣传教育与集中式宣传教育相结合的健康教育模式。培养健康教育师资，将健康教育纳入体育教师职前教育和职后培训内容。

（三）科技环境改变影响着医疗发展

1. 信息化推动医疗模式转变

医疗信息化即医疗服务的数字化、网络化、信息化、智能化，是指通过计算机科学、现代网络通信技术、大数据、云平台，为各医院之间及医院所属各部门之间提供病人信息和管理信息的收集、存储、处理、提取和数据交换，并满足所有授权用户的功能需求。根据国际统一的医疗系统信息化水平划分，医疗信息化的建设分为医院信息管理系统、临床信息管理系统和公共卫生信息化三个层次。随着信息技术的快速发展，国内越来越多的医院正加速实施基于信息化平台、医院信息系统、医院资源规划系统的整体建设，以提高医院的整体服务水平与核心竞争力。

2. 精细化引领诊疗技术创新

人体是世界上最精密的物质体系。揭开其中生老病死的奥秘，实现预防、治疗、康复的完美医学模式，必须经过不断的实践探索而随着医学科学的不断发展，医学分科逐渐增多，医学精细化程度也在提高，给医院精细化管理工作带来了新的挑战精细化管理来源于先进的企业管理理念，是社会分工的精细化，以及服务质量的精细化对现代管理的必然要求，是建立在常规管理的基础上，并将常规管理引向深入的基本思想和管理模式。

3. 需求与刺激促使设备快速更新

医疗器械是指单独或者组合使用于人体的仪器、设备、器具、材料或者其他物品，也包括所需要的软件。随着医学科学以及生物工程技术的发展，医院对于高端医疗设备，如MRI、CT、PET、伽马刀等高科技成像设备和放射治疗设备的需求激增，医疗卫生制度改革和国家对医疗卫生行业的投入等因素也增加了基层医院对中高端设备的需求，在这些需求刺激下，医疗设备产业快速发展和创新。

4. 技术进步提升医疗需求层次

医疗需求是指有支付能力的医疗卫生服务需要，即因疾病或健康问题采取了各种诊疗措施（就诊、自我医疗等）。影响医疗需求的因素有年龄、受教育程度、收入水平、医疗服务价格、健康状况和医疗保险等因素，但近年来随着医疗技术的不断进步，大量新技术、新疗法、新设备应用到医疗领域，特别是近几年比较流行的3D打印技术和影像设备的快速发展，医院新业务不断开展，对医疗需求起到直接的推动作用。

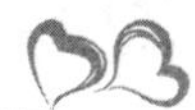

三、现代医院发展环境

（一）公立医院改革不断深入

1. 实施分级诊疗和基层签约，强化现代医院功能定位

所谓分级诊疗制度，就是按照疾病的轻、重、缓、急及治疗的难易程度、风险大小进行分级，不同级别的医疗机构承担不同疾病的治疗，实现基层首诊和双向转诊。建立分级诊疗制度，是合理配置医疗资源、促进基本医疗卫生服务均等化的重要举措，是深化医药卫生体制改革、建立中国特色基本医疗卫生制度的重要内容，对于促进医药卫生事业长远健康发展、提高人民健康水平、保障和改善民生具有重要意义。签约医生团队由二级以上医院医师与基层医疗卫生机构的医务人员组成。推进签约医生团队与居民或家庭签订服务协议，建立契约式服务关系。在签约服务起始阶段，应当以老年人、慢性病和严重精神障碍患者、孕产妇、儿童、残疾人等长期利用社区卫生服务的人群为重点，逐步扩展到普通人群。

分级诊疗和基层签约服务政策的推行，对于各级医疗机构来说是把双刃剑。如果各级医疗机构能明确自身在各级医疗卫生服务网络中的功能定位，并制定相应的发展战略和目标，则能融入国家整体医疗服务系统，获得较快和较好发展；反之，则很可能将医院带入误区、引向歧途。因此，明确医院自身的功能定位，则应该是现代医院管理的基础。

2. 控制不合理费用，维护患者健康权益

公立医院改革是新医改方案确定的五项重点改革内容之一，公立医院是我国医疗服务体系的主体，改革得好不好，直接关乎医改成败。公立医院综合改革的基本目标是，破除公立医院逐利机制，构建起布局合理、分工协作的医疗服务体系和分级诊疗就医格局，有效缓解群众看病难、看病贵问题。

3. 医保资源整合，实现跨区域直补

城乡居民医保制度原则上将实行市（地）级统筹，各地围绕统一待遇政策、基金管理、信息系统和就医结算等重点，稳步推进市（地）级统筹，做好医保转移接续和异地就医结算服务。根据统筹地区内各县（市、区）的经济发展和医疗服务水平，加强基金的分级管理，充分调动县级政府、经办管理机构基金管理的积极性和主动性。鼓励有条件的地区实行省级统筹。

4. 公立医院支付制度改革不断深化

随着我国医保制度的逐步建立和完善，医保经办机构逐渐发展成为“拥有财务资源的

主体”，为加快推进支付制度改革提供了条件。支付方式按支付标准主要可分为按服务项目付费、按病种付费、按诊断相关分组（diagnosis related groups，DRGs）付费、按人头付费、按服务单元付费、按总额付费、按薪酬付费、按绩效付费等。按医疗费用支付时间主要分为“后付制”和“预付制”。后付制一般是指医疗付费方在费用发生后，按其实际发生的医疗费用向医疗机构进行支付，主要有按服务项目支付和按服务单元支付等。

我国长期以来采用的就是按服务项目付费这种后付制的方式。预付制是指在医疗费用发生之前，费用支付方按一定的标准和条件将医疗费用预先支付给医疗服务提供方的支付制度，包括总额预付（包干制）、按病种付费、按人头付费、按绩效付费和按诊断 DRGs 等。相比后付制而言，预付制对控制医疗费用和规范医疗行为有较好的作用。

从支付方式改革的国内外经验来看，一个国家或地区对医疗服务提供者的付费方式不仅直接影响其医疗费用支出水平与增长速度，还将影响医疗服务提供者临床治疗的决策、医疗服务的质量及卫生服务提供的效率等。支付方式改革和发展的趋势是：预付制逐渐取代后付制，占据主要地位；其中按病种付费和总额预付制将发挥重要作用。预付制支付方式管理难度较大，需要管理机构人员素质和信息系统的同步提高与更新，因而在进行改革时需要根据环境和条件稳步推进。

除了医疗保障体制内的影响因素外，来自外部的影响因素，如供方的管理体制和运行机制改革，同样会影响支付方式改革的形式、进程及效果。因而支付方式改革与供方医疗机构体制机制改革应互相呼应、同步进行。每种支付方式均各有利弊，如果单纯使用某一种支付方式，达不到控制供方行为的目的，所以研究者普遍提出，在预付制支付方式实施的同时，应将各种支付方式混合起来使用，互相取长补短，并认为这样能够较好地控制供方行为，同时不至于损害服务效率和医疗服务质量。支付制度的改革将对公立医院带来重大的影响和挑战。

（二）医患关系仍需改善

医疗纠纷是指医患双方当事人之间因医疗机构及其医务人员在医疗过程中实施的医疗、预防、保健等执业行为而引发的争议。医疗纠纷通常是由医疗过错和过失引起的。医疗过失是医务人员在诊断护理过程中所存在的失误。医疗过错是指医务人员在诊疗护理等医疗活动中的过错。这些过错往往导致病人的不满意或造成对病人的伤害，从而引起医疗纠纷。除了由于医疗过错和过失引起的医疗纠纷外，有时，医方在医疗活动中并没有任何疏忽和失误，仅仅是由于患者单方面的不满意，也会引起纠纷。这类纠纷是患者缺乏基本的医学知识，对正确的医疗处理、疾病的自然转归和难以避免的并发症以及医疗中的意外

事故不理解、医疗期望值过高而引起的。

（三）药品流通领域整顿逐渐加强

药品流通体制存在问题较多。药品流通过程较为复杂，其涵盖生产企业、各级代理经销商、医药代表、医院药事管理委员会、医院药房、医生（使用部门）、患者等多个环节，而且这条利益链条上各方利益的分配已经严重扭曲。

严格药品上市审评审批、加强药品生产质量安全监管、推动药品流通企业转型升级、完善药品采购机制、整治药品流通领域突出问题，严厉打击租借证照、虚假交易、伪造记录、非法渠道购销药品、商业贿赂、价格欺诈、价格垄断以及伪造、虚开发票等违法违规行为；建立医药代表登记备案制度，备案信息及时公开。

随着新一轮医药卫生体制改革的不断深入，政府逐步加大对药品流通领域的整顿力度，着力解决药品流通领域存在的突出问题。进一步规范药品流通体制、规范药品价格形成机制。在当前推进药品零差率政策后，医院势必会受到冲击。在此背景下，如何调整医疗服务价格和完善政府财政补贴机制便成为亟待解决的问题。

（四）鼓励社会资本举办民营医疗机构

民营医院是指由社会资本出资以营利性机构为主导所创立的医疗机构；也有少数为非营利机构，享受政府补助。随着我国医疗市场的逐步放开，允许公立医院通过委托经营、股份合作、股份制等形式，或整体出让的办法，引进社会资本，并对民营医院实行免税制度。民营医院开始在社会上大量出现。

第二章　医院管理发展趋势

第一节　循证管理

一、医院循证管理概述

（一）循证管理的起源

循证管理最早起源于循证医学。循证医学的核心思想是医疗决策（即病人的处理、治疗指南和医疗政策的制定等），应在现有的最好的临床研究依据基础上做出，同时也重视结合个人的临床经验。其主要内容在于：医疗决策制定依赖于患者期望，临床医生经验、技能及当前情况下所能获得的最优证据这三者相结合。

循证医学与传统临床医学最重要的区别在于“循证”。传统医学是以经验医学为主，即根据非实验性的临床经验、临床资料及对疾病基础知识的理解来诊治病人。循证医学并非要取代临床技能、临床经验、临床资料和医学专业知识，它只是强调任何医疗决策应建立在最佳科学研究证据的基础上。

循证管理既不高深也不复杂，这一理念事实上是对“有限理性”的新理解。医疗与管理的研究不同于自然科学的研究。在自然科学研究中，理论不成熟时就不会去实践应用，而医学不成熟病人还得医治；管理学不成熟企业还得经营。所以，“有限理性”的思想，对于医学、管理学这类学科，具有更为重要的指导意义。循证管理之“证”，不仅仅来自管理者自身，还来自尽可能多的管理实践。

循证管理强调从证据出发、尊重事实，转变传统的经验管理模式，其中心思想就是要把管理决策和管理活动建立在科学依据之上，是遵循最佳科学依据的管理实践过程。它的诞生促进了管理的科学性，提高了管理质量，对于指导管理决策、管理实践和科学研究都

具有十分重要的意义。从这个意义上来看，未来的管理将是基于循证的管理。

（二）医院循证管理的概念

医院循证管理（evidence-based hospital management，EHP）是现代医院管理的一种新的理论和方法体系，属于医院管理的范畴。医院循证管理也被称为“实证管理”，即通过循证与寻找最佳科学依据，达到创新医院管理思维模式与运作方法的目的，使医院管理决策建立在科学、合理基础之上。医院循证管理从内部改变了传统管理模式，使医院从单一的技术质量管理转化为包括医疗环境、服务流程、医疗质量在内的整体化医疗服务管理。

医院循证管理是在循证的基础上制定最佳管理路径来管理医院，是在符合国家、医院和患者利益的前提下，对医院的组织结构、资源分配、运作流程、质量体系和成本运营等做出决策，在不断实践、总结和分析证据、总结经验的基础上，修正管理方式，通过理论、实践、再理论、再实践的往复过程，不断提高医院管理效率的过程，也就更加强调管理决策证据的获得和使用，从这个意义上来讲，医院循证管理与传统意义上的医院管理存在较大差别。

医院循证管理与经验型医院管理有所区别，主要表现在：①证据来源，经验型医院管理主要来自管理理论教科书和医院管理者的管理实践，而医院循证管理则强调当前最客观、最科学的管理依据。②证据收集，经验型医院不够系统全面，医院循证管理强调系统全面。③证据评价：经验型医院管理不重视依据的质量评价，而医院循证管理则强调建立管理效能和综合评价体系。④管理模式：经验型医院管理往往都是以严格的规章制度为主要内容的管理，而忽略了以人为本，不注重对员工进行情感投入和思想交流，激发其潜能的工作，医院循证管理不仅满足“社会人”的医疗和健康需要，也满足“自身人”的需求和发展，对外以患者为中心，对内以医院的“人”为中心。真正贯彻“以人为本”的管理理念，提高管理的成效，降低管理工作中人为的摩擦和阻力。

（三）医院循证管理的意义

1. 健康中国的建设需要医院循证管理

健康中国是从大健康、大卫生的高度出发，将健康融入经济社会发展各项政策，打造健康环境和健康社会，培育健康行为，发展健康产业，建立起更加公平有效的基本医疗卫生制度，形成以健康为中心的经济社会发展模式。但是目前我国健康事业还面临很多挑战，健康威胁、人口老龄化水平、环境污染和医疗服务供需结构性矛盾等依然突出，健康政策普及机制有待进一步健全。循证管理通过循证与寻找最佳科学依据的方式，为健康中国建设提供了有效的管理工具。为实现健康中国目标，解决现实社会中健康事业面临的诸多挑战，优化现实存在问题的解决路径提供了科学合理的管理方法。

2. 医疗体制改革的深化需要医院循证管理

如何实现以较少的投入提供较好的医疗服务，保证人人享有基本的健康权利，是我国医疗卫生事业面临的最大挑战。医疗体制改革的目标是以较少的费用，提供适宜的医疗服务，努力满足人民群众的基本医疗卫生需求。医院循证管理强调管理效率与效益的统一，与医疗体制改革的目标是一致的。实践医院循证管理，可以运用科学管理理念和方法，适应医疗卫生体制改革的需要，这也是现代医院管理的必由之路。

3. 医疗市场的竞争需要医院循证管理

随着医疗卫生领域的技术、人才、市场、质量、效率的竞争加剧，而社会医疗保险系统相对滞后，消费者需求层次呈现多元化，医院面临的是“生存危机”和优胜劣汰。医院竞争的关键是追寻有限资源下成本与效益的最佳结合点，要尽可能使用适度低的成本（病人就医成本、医院运行成本）满足临床需要；又要尽可能保证适度低成本下的较高服务品质与效率。以就医成本而言，医院关注的是医院的社会效益和对市场的占有份额；就运行成本而言，医院关注的是缩短医疗流程，提高医疗质量，提高治愈率和减少并发症发生率。医院循证管理正是始终贯彻以证据说话、与时俱进、后效评价的管理理论和哲学方法，应用最佳管理路径，实现成本与效益的最佳结合，使医院具备可持续发展的经济基础，逐步适应医疗领域市场竞争的需要。

4. 医院的现代化需要循证管理

我国医院的现代化受制于中国特色“现代性”观念的指引。随着医学模式的变化，医疗服务体系将从关注疾病向关注价值和人群的全生命周期健康转变。有价值的医疗服务体系将更加关注改善整个人群的健康状况，为个人和家庭提供更优质的医疗服务和服务体验，并且医疗费用是可负担的。而现代医院管理评价体系需要从物质层、行为层、制度层和理念层四个方面进行构建一循证管理收集的证据较为全面、准确，并讲求证据收集方法和分析的科学性，能够为现代化医院价值导向的引导和评价结构模型的构建提供有力的支持。

5. 新型医患关系的改善需要循证医院管理

随着医学科学技术的进步，经验医学时代的供方主导（主要指医疗机构）、需方（主要指病人）盲从的生物医学模式正向供需平等的“生物—心理—社会”医学模式转变，医学模式的转变带来了医疗服务模式的转变，从“以疾病为中心”“以病人为中心”向

“以健康为中心”转变。循证医院管理适应新的服务模式，既强调将“人”作为生物个体的整体性，又强调“人”自身心理与社会系统的整体性。因此，新的医学模式下循证的范围将越来越大，内容将越来越全面，这样将为患者提供更为全面、科学的诊断依据，有利于改善当前紧张的医患关系。

二、医院循证管理的主要内容

（一）医院循证管理的基本要素

医院循证管理的基本要素主要指循证管理的主体、对象及环境。

1. 医院循证管理的主体

（1）卫生行政管理层

卫生行政管理层根据国家相关法律法规对卫生行业进行监督与管理，是实践宏观医院循证管理的主体。

（2）医院决策层

医院决策层是医院层面实践医院总体目标、总体战略和大政方针等医院外部循证管理决策行为的主体。

（3）医院执行层

医院执行层是医院层面实践基本职能的医院内部循证管理的主体。

（4）医院操作层

医院操作层是贯彻执行医院循证管理具体措施的主体。

2. 医院循证管理的对象

管理对象是循证管理的基础。医院自身及其内部运行的各个环节和模块是循证管理的受体和效果的体现者，是医院循证管理活动的主要对象。循证管理过程中，管理实践人员应充分考虑循证管理对象的实际情况和要求，以提高管理决策的针对性和适用性。

3. 医院循证管理的环境

医院循证管理的环境分为内部环境和外部环境。内部环境主要指医院自身的建设和管理环境，外部环境则主要指医疗环境、政策环境、经济环境、社会环境和医学环境等。医院的内外部环境变化均能影响医院循证管理的决策，只有将内外部环境有机地结合起来，才能提高决策的准确性。

（二）医院循证管理的基本框架

1. 确定问题

确定问题是循证管理的第一步，而提出的管理问题的意义及合理性直接关系到证据的收集和评价。因此，提出的管理问题在整个循证过程中起着指导性作用。问题常常来源于管理实践，循证管理问题涉及管理实践活动的所有过程，如管理活动实施效果和危机预防等方面。循证管理提出的问题，就其研究性质而言，大致可以划分成如下两种。

（1）实践性问题

此类问题是管理实践人员在日常经常遇到并需要立即着手解决的问题。例如，医院急需要采购一批药品用于临床，必须即刻回答的三个问题：如何寻找供应商，如何评价和选择供应商，采购量是多少。但是对于此类问题，只能针对每个管理活动个体，采用个体化管理措施。因此，在实践中提出和回答此种循证管理的问题，管理实践人员个人的实践经验特别重要。

（2）研究性问题

此类问题是在管理实践领域内经常遇到但不需立即解决的问题。例如，医疗质量控制和医疗安全的问题。此类问题适用于具有同类问题临床科室或医疗小组，而该类问题的提出和回答需要许多医疗实践人员共同的参与和长期的管理实践。

随着科学研究的进展，原有的管理知识和管理经验已经不足以回答所有的管理实践问题，同时针对一个问题的答案也不是永恒不变的，新的研究结果常常否定以前的结论而使我们对一个管理实践问题的认识不断得到升华并不断接近真实，因此，只要管理实践人员抱着谨慎怀疑的态度，通过认真地观察，仔细地收集相关资料并分析管理对象的实际情况，就不难提出管理对象存在而且需要解决的有效的管理问题。

2. 收集证据

循证管理强调证据，获取可信赖的科学证据是实施循证管理的关键。首先应将管理问题按照特点进行合理分类，针对分类问题选择合适的关键词及检索方式，如文献数据库、搜索引擎、重要网站等，然后进行证据收集。收集证据的过程中，必须对信息进行分类、鉴别、整理，准确判断检索结果的适用性，如未得到满意结果，必要时应再次检索以获得国际、国内有关最新的研究证据。

3. 证据评价

在循证管理中，证据的质量是循证的根本。在管理实践中，各级管理者可以结合管理实践问题寻找最佳证据，但多数管理者在应用证据结果时并未严格评价证据的真实性、可靠性和实用性，这样一来就有可能被低质量的证据所误导。之所以要对证据进行严格评价，主要是因为证据来源复杂，质量良莠不齐；组织本身有其特殊性，滥用和乱用证据往往给管理实践带来难以预料的后果。因此，寻找最佳实践证据时应该采用科学的评价原则和方法对文献或研究证据进行分类和评估，从而获取可靠、真实、有用的最佳证据：对证据的评价，应从以下几个方面分析：证据是什么，证据是否正确，证据是否对医院管理有利等。

4. 证据应用

在管理实践中，找到情况完全相同的管理对象是困难的。对于同一问题，同一组织在不同时期所表现出来的现象和特征也截然不同。循证管理是研究证据、具有足够管理实践经验的人员和管理对象三者的有机结合。因此，当收集的研究证据经科学评价后，不应盲目遵从研究的结果，而应将最佳证据与管理者的知识和经验结合，同时考虑到组织的实际需求，来进行具体的实践管理决策，从而确保管理工作科学、高质量地完成。

5. 持续改进

效果评价是管理活动实践的最后一步，也是循证管理活动中检验证据效果的关键一步。循证管理遵循证据，但绝不迷信证据。通过以上四步管理实践活动后，管理人员应对实践效果进行具体的分析和评价，评定管理方案，总结成功或不成功的经验，取长补短，从而对管理手段进行改进，达到提高认识、丰富知识、提高管理质量的目的。同时，效果评价的另外一个目的是通过效果评价活动的个体研究，提高相同或类似情况下最佳证据对本组织的有效性及最佳性，从而大大提高对重复出现的同一现象的处理效率。循证管理者应对循证管理过程进行具体分析和评价，总结经验，吸取教训，不断提高认识，不断提高循证管理的水平。

（三）医院循证管理的主要方法

1. 系统评价方法

系统评价是医院循证管理研究工作的基础，系统评价的结果就是证据。其含义就是在全面搜集所有相关研究基础上，通过科学的方法筛选出合格的研究，继而对合格的研究进行综合分析和统计学处理，形成较单个研究更为可靠的分析结果，最后把结果以严谨、简明的形式予以公布，用于指导决策的过程。

2. 系统动力建模方法

系统动力建模方法适应医疗卫生服务系统和医院系统的复杂性特点，已成为目前卫生循证决策系统建模的主要方法。系统动力学，是一门分析研究信息反馈系统的学科，也是一门认识系统问题和解决系统问题的交叉综合学科。它基于系统论，吸收了控制论、信息论的精髓，是一门综合自然科学和社会科学的横向学科。后来被广泛应用于复杂系统分析中，用于复杂问题机制研究。

该方法首先需要建立系统的数学模型，控制系统的数学模型是定量描述系统或过程内部物理量（或变量）之间关系的数学表述式。一般说来，建立控制系统的数学模型有机理建模、系统辨识建模、机理建模和系统辨识建模相结合的混合建模三种方法。

3. 卫生经济学评价方法

由于医疗资源的稀缺性和需求的无限性，为使有限的资源发挥最大的效益，而采取经济学指标，在资源的分配中确保重点优先，发挥有限资源的利用效率的评价方法。进行卫生经济学评价，首先必须明确评价的目的和主要问题，其次提出评价指标，然后收集评价指标的信息，提出达到目标的若干备选方案，最后确定最佳方案，卫生经济学评价主要包括最小成本分析、成果效益分析、成本效果分析和成本效用分析四种方法。

4. 循环过程法

PDCA 循环又叫质量环，是管理学中的一个通用模型，广泛宣传和运用于持续改善产品质量的过程。PDCA 通过分析现状，发现问题，分析质量问题中各种影响因素，找出影响质量问题的主要原因，针对主要原因，提出解决的措施并执行，并检查执行结果是否达到了预定的目标，最后把成功的经验总结出来，制定相应的标准，把没有解决或新出现的问题转入下一个 PDCA 循环去解决。

（1）P 阶段

①选择课题、分析现状、找出问题。

此阶段强调的是对现状的把握和发现问题的意识、能力，发现问题是解决问题的第一步，是分析问题的条件。

课题是本次研究活动的切入点，课题的选择很重要，如果不进行调研，论证课题的可行性，就可能带来决策上的失误，有可能在投入大量人力、物力后造成设计开发的失败。选择一个合理的项目课题可以减少研发的失败率，降低风险。选择课题时可以使用调查表、排列图、水平对比等方法，使课题的相关信息更为直观地呈现，从而便于我们做出合理决策。

②确定目标，分析产生问题的原因。

找准问题后分析产生问题的原因至关重要，运用头脑风暴法等多种集思广益的科学方法，尽可能把导致问题产生的所有原因统统找出来。

明确了研究活动的主题后，需要设定一个活动目标，也就是规定活动所要做到的内容和达到的标准。目标可以是定性和定量化的，能够用数据来表示的指标要尽可能量化，不能用数据来表示的指标也要尽可能明确并可测量评价。目标是用来衡量效果的指标，所以设定目标应该有依据，要通过充分的现状调查和比较来获得：制定目标时可以使用关联图、因果图来系统化地揭示各种可能之间的联系，同时制订计划时间表，从而可以确定进度并进行有效的控制。

③制订出各种方案并确定最佳方案。

区分主因和次因是最有效解决问题的关键，创新并非单纯指发明创造，还可以包括革新、改进、仿制和流程再造等。过程就是设立假说，然后去验证假说，目的是从影响因素中去寻找主要因素。然而现实条件中不可能把所有想到的方案都实施，所以提出各种方案后优选并确定出最佳的方案是较有效率的方法。

④制定对策，拟定计划。

有了好的方案，其中的细节也不容忽视，计划的内容如何完成好，需要将方案步骤具体化，逐一制定对策，明确回答出方案中的“5W1H”，即为什么制定该措施（Why）、达到什么目标（What）、在何处执行（Where）、由谁负责完成（Who）、什么时间完成（When）、如何完成（How）。使用过程决策程序图或流程图，方案的具体实施步骤将会得到分解。

（2）D 阶段

D 阶段即按照预设的计划、标准，根据已知的内外部信息，设计出具体的行动方法、方案，进行布局。再根据设计方案和布局，进行具体操作，努力实现预期目标的过程。

第一，设计出具体的行动方法、方案，进行布局。产品的质量、能耗等是设计出来的，通过对组织内外部信息的利用和处理，做出设计和决策，是最重要的核心能力。设计和决策水平决定了组织执行力。

第二，制定完成后就进入验证阶段，也就是做的阶段。在这一阶段除了按照计划和方案实施外，还必须要对过程进行测量，确保工作能够按照计划进度实施，同时建立起数据采集，收集起过程的原始记录和数据等项目文档。

（3）C 阶段

方案是否有效、目标是否完成，需要进行效果检查后才能得出结论。将采取的对策进行确认后，对采集到的证据进行总结分析，把完成情况同目标值进行比较，看是否达到了预定的目标。如果没有出现预期的结果，应该确认是否严格按照计划实施对策，如果是，就意味着对策失败，就要重新进行最佳方案的确定。

（4）A 阶段

①标准化，固定成绩。

标准化是维持治理不下滑，积累、沉淀经验的最好方法，也是治理水平不断提升的基础。标准化是治理系统的动力，没有标准化，就不会进步，甚至下滑。对已被证明的有成效的措施，要进行标准化，制定成工作标准，以便以后的执行和推广。

②问题总结，处理遗留问题。

所有问题不可能在一个 PDCA 循环中全部解决，遗留的问题会自动转入下一个 PDCA 循环，如此，周而复始，螺旋上升。

对于方案效果不显著的或者实施过程中出现的问题，进行总结，为开展新一轮的 PDCA 循环提供依据。

三、医院循证管理的应用

（一）团队建设

医院循证管理与管理者的理念、素质和实践息息相关。医院可以按照专业，将全院中层干部（临床包括科室副主任及护士长）组成医院循证管理团队，构建医院循证管理团队。

1. 宣传推进

宣传循证管理对于提高医院运营效率、效益及医院综合竞争力具有重要的意义和作用，可促使更新观念，转变思维，从封闭型管理走向开放型管理，从经验型管理走向循证管理，在协调、沟通、理解的基础上，使涉及的各层次管理者都能明确职责，取得目标上的一致。

2. 理念更新

团队中每个人都要树立“管理就是学习”的理念。学习是循证的基础，也是收集证据的过程，通过学习，管理者可以从更广泛的领域中汲取新的管理理念、管理知识及先进的管理经验，并自觉付诸医院管理实践中，创造性地工作，提高管理品质。

3. 能力提升

提高循证管理者的能力，包括：发现捕捉管理路径中问题的能力；计算机应用能力；运用各种手段，如网络、期刊和其他媒体广泛收集证据的能力；对各种文献资料进行系统分析、做出确切评价的能力；科学决策并解决实际管理问题的能力等。

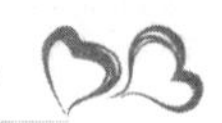

4. 构建学习型组织

为保障医院循证管理的有效执行，医院应当构建循证管理的组织结构，成立医院循证管理领导小组，由职能科室、临床医技科室主任组成循证管理实施小组，完善循证管理组织体系，明确人员职责和分工，持续开展学习，构建学习型团队，促进医院循证管理水平的不断提升。

（二）实现路径

1. 制度建设

这里所指的“制度”特指医院内有关“问题”的报告、登记、汇总和呈送制度。

“问题”可以是管理问题或医学问题，也可以是日常问题或突发问题。该制度对于及时把握问题的性质与特征、快速对问题做出初步反应具有重要的作用。因此，加强此类制度建设，使问题的报告、登记、汇总和呈送等工作规范化，将有利于循证过程的顺利运行。

2. 信息化建设

实施医院循证管理，证据是第一位的，高质量的证据来自具有良好设计的科研成果医院循证管理方面的证据主要来源有：各种卫生政策及法律；国内外关于医院管理的原始研究或二次研究；国内外医疗机构提出的新理念、新模式；医院管理者个人的管理技巧和经验。

近年来，国内有关医院管理的科研活动日渐增多，积累了不少高质量的证据。互联网和某些免费数据库已成为当前获取证据的重要途径。条件好的大型综合医院也常常通过自购专业数据库的方式以满足决策的需要。

3. 能力建设

在循证实践过程中，决策者应具备专业的知识背景，掌握文献的检索利用、证据的理解评价等必备技能，同时还要结合个人的经验进行具体的管理和决策。加强能力建设，对医院是一个制度化的、可持续的要求。医院管理者应率先垂范，在院内大力宣传和推广医学循证，在组织内部培植一种研究型的文化，并积极支持管理方面的科研活动，例如，设置专业科室负责循证工作的对口管理；建立相关的激励和考核制度，推动循证思维的应用；积极开展循证工作方面的内外交流，及时跟踪最新的研究进展。

4. 和谐关系建设

在医院管理中，医疗服务质量的提高与完善是最核心的内容，因此，构建良好的医患关系，使医患双方相互尊重、密切配合，可使治疗得以顺利实施，并获得期望的治疗效果。另外，问题的解决离不开团队合作，任何医院管理问题的存在都不是孤立的，而是相互联系、相互影响的，因此，构建和谐的团队关系，有利于在寻找到高质量的证据后，有效解决如何应用、应用到什么程度等问题。

5. 指标体系建设

决策者手边应常备各种评价措施及指标体系，科学、及时地对决策后的效果进行跟踪评估，无论是经验还是教训，都应及时进行总结和反馈，从而不断修正决策，使决策能力和水平得到不断提高。对于目前尚无的指标体系，应鼓励管理者主动开展相关的科研活动自行设计或构建。

（三）医院循证管理的重点领域

1. 医疗质控

医院循证管理可以将医疗质控重心上移至高级医师，重点前移至病区，实施医疗质控实时控制，可以改变以往终末评价为主的单一控制手段，注重基础质量与环节质量控制。通过综合医疗过程的前馈控制、反馈控制和现场控制的医疗质量实时控制系统，可以实现医院决策层、管理层和执行层对医疗质量实时信息的有效监测和控制，可以克服过去质量管理只注重“治”的缺点，建立起既可“治”又可“防”的医疗质控体系。

2. 绩效考核

绩效循证管理应当遵循全面、简明、实用和灵敏的原则，可以采用专家咨询法和现场调查法相结合，将责任目标细化、量化，利用参数和非参数的方法进行分析，既可以横向比较各科室同期的绩效水平，又可以纵向比较某科室不同时期的差异，有针对性地提高医院工作效率和绩效。同时，通过循证的管理方法，可以从绩效考核过程的各个环节发现并解决问题，不断完善医院绩效管理工作。

3. 正确导向

循证管理可以实现责任分担的合理。传统的责任分担模式是仅由医院单一与患者交涉，费用由医院统一承担。循证管理可以实现由医院、科室、医师三者共同参与医疗纠纷处理，并且通过建立过错责任原则、责任分担原则、能级管理原则，利用循证管理的理念和方法，建立起分担比例合理的规章制度，从而强化医务人员的主体自律意识。

（四）坚持医学循证管理持续改进

医院循证管理是一种新的医院管理办法，且符合管理学的一般规律，随着医院管理的

深入，需要对循证管理进行不断改善。

1. 验证循证管理的科学性、合理性和有效性

通过持续收集循证管理路径实施过程中的有关信息，可以动态地监控管理路径的实施情况并对其进行系统的、全面的分析。对循证管理的效能、病人满意度等指标进行综合评价，并将评价结果及时反馈给医院循证管理实施小组，以便及时根据监测和评价结果对管理路径进行调整和完善。

2. 解决循证管理过程中问题

循证管理的最终目标是为患者提供最佳服务，因此，要建立监测和评价机制，根据实施过程中遇到的问题及国内外最新管理研究成果，结合医院管理实践，及时加以修改、补充和完善，不断改进循证管理、增强实施效果。

第二节　人本管理

一、人本管理概述

人本管理就是以人为本的管理，即在管理活动中把人作为管理的核心，不仅是把人看作管理的主要对象，看作管理过程中最重要的资源，还把人作为管理的主体，通过激励、调动和发挥人的主动性、积极性和创造性，引导员工实现预定目标的管理理论和管理实践的统称。医院作为一种人与人的组合，是基本的医疗活动主体，其制度安排、战略选择等最终都必须落实在人的价值体现中。在新时期，要适应时代要求，将人本管理运用于医院建设是不可或缺的重要内容，对进一步健全和完善医院管理机制将产生深远影响。目前，“以人为本”“重视和发展人”“人的因素第一”已成为中西管理领域最热门的话题之一，应该说人本管理日益在管理实践中发挥着不可替代的作用。

（一）人本管理的定义、内涵、特征与本质

1. 人本管理的定义

人本管理是把人作为管理核心要素和组织最重要资源，把组织全体成员视为管理主体，在尊重、理解和满足人的合理需求基础上，充分利用和开发人力资源，达到实现组织目标和个人目标的管理理论和管理实践的总称。

2. 人本管理的内涵

人本管理的本质就是尊重人、服务人、依靠人和发展人，这一核心构成人本管理的思想体系和应用实践，也正是因为人本管理的这一本质能带来改善组织绩效的效果，人本管理才成为理论界和管理工作者研究的热点。作为一门理论，首先界定清楚人本管理的本源含义是非常必要的。人本管理是一系列以人为中心的管理理论和管理实践的总称，自从人本管理理论诞生以来，对人本管理的理解就仁者见仁，智者见智，尚未形成一个权威统一的定论。

有人将人本管理概括为“3P”管理，即组织最重要的资源是人和人才；是依靠人进行生产经营活动的；是为了满足人的需要而存在的。因而，提出现代组织管理的三大任务是创造顾客、培养人才和满足员工需要，人自始至终处于组织管理的核心地位。也有人主张将人本管理分为五个层次，即情感管理、民主管理、自主管理、人才管理和文化管理，也就是把人当人看，把人当人用，充分考虑个人的特点，尊重人的个性，理解人的情感与追求；同时在人与物的关系中，重视人与物的差别，做到人与物的协调，而不是使人成为物的附庸或一部分回。

总之，人本管理是从管理观念、管理制度、管理技术、管理态度到管理方式的全新转变，它涉及管理者和全体员工从心理到行为的全新转变，是一种全新的管理方法。

3. 人本管理的特征

分析人本管理的含义，其特征如下。

（1）人本管理的核心是人，把人置于组织中最重要资源的地位

当世界变得更为复杂，当技术使公司更有竞争力的时候，组织中的人们的活力将对这些群体的成功变得更加重要。把人看作组织最重要的资源，这是“人本管理”区别于“物本管理”和“把人作为工具和手段的传统管理”的显著特征。

人本管理把人作为组织最重要的资源，突出人在管理中的地位，把人作为管理的中心，把人视作管理最重要的资源，突破了以往人仅仅是工具，仅仅是实现组织目标的手段，是组织附庸的从属地位，确立人是管理的中心地位，再以人为中心设计相应的管理制度、管理方法及策略，这是人本管理的一大特征。

（2）人本管理实现组织目标的主要方式是利用和开发组织的人力资源

在技术更新越来越快、信息实现及时传递的现在，技术的优势变得能够复制，这时候，组织持久性竞争优势的源泉并不在于商品和服务，而在于它们集体的头脑优势。竞争条件的变化使组织要获取竞争优势并不取决于拥有最有价值的资源、最大的市场份额或最多的资本者，而是取决于能以最富于生产性的方式开发人力资源潜力者。人本管理把人作

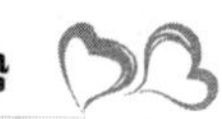

为组织最重要的资源，那么，实现组织目标的方式当然是利用和开发组织的人力资源。以优化配置、合理开发、充分利用组织人力资源实现组织目标，这是人本管理的又一特征。这一特征包含两层含义：一是组织最大限度地利用人力资源；二是组织尽可能地开发人力资源。这两方面缺一不可。

现实中越来越多的管理者意识到人力资源在组织中的核心竞争优势地位，也有越来越多的管理者重视招聘组织所需要的关键人才，但在人力资源开发上止步不前，舍不得在员工培训上投资：这些做法实际上并非人本管理。

（3）人本管理的主体是组织的全体员工

管理归根结底是人进行的管理，又是对人的管理，人在组织中既是管理的主体，又是管理的客体。一个组织中，从最基层的员工到最高层的管理者，都在各自的岗位范围内从事相应的生产、管理和经营工作，在管理过程中，他们既要在职责范围内发挥最大潜力以实现组织目标，也必然接受组织或其上级的管理。因此，人在组织中既是管理的主体，又是管理的客体。但人本管理的最大特征是超越了人仅仅是管理对象（管理客体）的局限，更强调人是管理的主体，把全体员工当作管理的主体，每位员工都是组织的真正主人，他们不仅做成为管理客体“该做”的事情，更多的还是自主地去做成为管理主体“应做”的事情，这样一来，管理人员和员工之间并不是严格的上下级关系，而是一种分工合作关系。

人本管理的主体是组织的全体员工，其实现的关键在于员工的参与。组织管理有四种基本模式：命令式管理、传统式管理、协商式管理和参与式管理。命令式管理和传统式管理是集权式管理，而协商式管理和参与式管理则属于以人为本的管理。根据员工参与程度的不同，又可以把员工参与管理分为四个阶段：控制型参与管理阶段、授权型参与管理阶段、自主型参与管理阶段和团队型参与管理阶段。严格地讲，控制型参与管理不属于真正意义上的参与管理，只是从传统管理向现代管理的一种过渡；而在授权型参与管理阶段，员工被赋予少量的决策权，能够较灵活地处理员工工作以内的一些事务；在自主型参与管理阶段，员工有更大的决策权限，也要为决策的失误负更大的责任。公司对每位员工实行目标管理，管理人员从指导职能逐渐转化为协调职能；人本管理实现全体员工成为管理主体的最高阶段是团队型参与管理，这种管理模式打破了传统的行政组织结构体系，根据组织发展需要临时组建撤销职能团队组织只是给每个职能团队指定工作目标，由团队成员讨论达成工作目标的方式，然后各自分工，相互协作，完成工作，实现真正意义上的全员管理。

（4）人本管理的服务对象是组织内外的利益相关者

管理的任务是有效实现组织既定的目标，管理本身不是目的，管理是为组织目标的有效实现服务的，那组织目标应该包括什么呢？按照组织存在的理由来推断：一是满足社会需要；二是获取利润。更直接地说，组织的目标是在满足社会需求的前提下，获取尽可能多的利润。从这一角度看，管理服务的对象更多地指向组织外部，如顾客、供应商等直接利益相关者，而组织内部的员工、股东则是为实现外部服务对象而采用的手段。这一管理服务定位在现实经济管理活动中受到严峻挑战，尤其是组织内部全体员工，不甘于仅仅被看作“人是资源”，而要求实现员工个人的发展目标。

因此，人本管理的服务对象是组织内外所有的利益相关者，这是人本管理不同于其他管理的一大特征。所有利益相关者，既包括组织内部的股东、员工，又包括组织外部的顾客、供应商、社区、政府、社会。在组织内部，人本管理要实现组织经济目标对股东负责，创造一个让员工自由发挥潜能的环境对员工负责；在组织外部，人本管理要致力于提高产品和服务的质量对用户负责，要承担起对社区和环境的责任，要积极参加公益事业负起对社会的责任。这是人本管理的服务对象。

（5）人本管理成功的标志是组织和员工实现“双赢”

人本管理把人作为管理的中心，这一理念定位就抛弃了把人作为“手段人”和“工具人”的局限，而是以“人为目的”，尊重人性，注重人的发展和提高，使人在特定的工作岗位上创造性地工作以实现组织目标，同时把自己塑造成一个全面而自由发展的人，在此基础上实现组织与员工的“双赢”。这是人本管理的又一特征。

只有员工对组织忠诚，才能激发员工活力。但忠诚不是来源于服从，而是发自员工内心的归属承诺。要使员工由服从变为承诺，就必须从其需求出发，重视其发展需求，员工个人发展与组织目标相一致，只有这样，才能提高员工对组织的忠诚度。而这些正是人本管理的本质。因此，人本管理成功的标志是组织和员工实现“双赢”。当管理者为员工提供他们的个人目的得以与公司的商务目的一致的机会时，组织就更为有效和有力。

（6）人本管理是管理思想和管理实践的综合

从人本管理的含义及人本管理的应用看，人本管理绝不是一种简单的提法或口号，也不是像许多学者所言的“以物为本”的对立面。人本管理首先是一种管理思想，这一管理思想会指导管理者更新观念，从人本的角度去重新思考管理的本质和管理的操作，它关乎一系列管理理论，是管理思想和管理理论的综合。其次，正确地应用人本管理，可以帮助管理者设计一套有较好表现的管理系统，形成和监督若干有效率的管理团队，建立合作以代替内斗的良性机制，培育一个内在激励的、价值驱动的工作场所，创立一项值得工作人员为之做出承诺的事业，实现人本管理的目标。

4. 人本管理的本质

透过人本管理的含义挖掘人本管理的本质，我们可以清楚地看到，人本管理实际上要

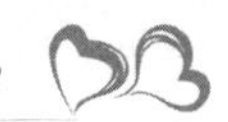

求做到两点：一是确立“人本位”；二是尊重“人本性”。

（1）确立“人本位”

所谓“本位”，就是指某-事物的出发点、立足点、基本、根本等含义，确立“人本位”，就是在组织管理中，重视人的主导地位，把人作为组织重要的资源和活力源泉，以人的需求和特征为出发点开展组织的生产、经营活动，使“物”服从于“人”。只有真正确立了员工在组织中的“人本位”，才能真正形成员工对组织的归属承诺，进而做出非凡的业绩。

确立组织中的人本位说起来容易，做起来却非易事，这实际上是对组织管理的挑战。例如，组织在制定组织的使命和发展经营战略时，传统的做法是考虑组织利润目标，人只是实现利润目标的一个手段，是战略棋盘中的一个棋子，但如果确立人本位后，在组织使命和经营战略中，员工受益和发展也成为其中一个目标，是组织发展为之努力的一个方向，这不是简单的加减法，事关管理理念和管理方法的重大变革。又如，人力资源管理中的业绩评价，传统业绩评价的基本目的是评估性的，即通过业绩评价划分出员工等级，以此作为补偿的依据；但人本位下的业绩评价，其目的是作为一种开发性工具，业绩评价提供的是现有业绩的机会和反馈。通过业绩评价确认问题，并提供一个解决它们的平台，建立一个让员工成长并能承担更大责任的目标计划。

由此看出，做好人本管理，确立“人本位”至关重要，这应该是人本管理的一个本质。

（2）尊重“人本性”

人本管理的本质是尊重人性，就是说在管理中既要强调人的普遍共性，又要尊重每一个员工的个性特征和特殊利益要求，尊重人的尊严、开发人的潜能、点亮人性的光辉、回归生命的价值。尊严，是人对自己价值的认识，是人的一种自我意识。尊重人的尊严，就是不仅把员工看作资源，不仅重视“善以用人”，还强调“善以待人”，并且要把“善以待人”作为“善以用人”的前提：充分尊重和理解人的尊严，肯定人的尊严，才能真正做到人本管理。

开发人的潜能，就是在正确“识”人的基础上，管理的主要任务不仅是做到“人尽其才”，更要做到“人是其才”，通过管理活动，员工主动积极地参与经营管理活动，发挥其能力为组织目标服务，而且在实现组织目标的过程中，自己得到全面的发展。

点亮人性的光辉，就是在管理中要顺应人性。点亮人性的光辉，是管理的首要使命，通过顺应人性化的管理，激发人们对真善美的追求。回归生命的价值，就是归结到人性的终点，一个有尊严的人、有人生合理定位的人、实现个人价值的人才是一个完整的人，这样的人生才是一个完整的人生。人本管理尊重人的尊严，重视其价值实现，就能够回归生命的价值。

（二）医院人本管理的内涵与相关理论

1. 医院人本管理的内涵

医院人本管理的内涵有广义和狭义之分。广义上的医院人本管理就是指运用人本管理的基本理论和方法，对医院员工和患者的个体需求给予最大满足，协调优化医院的人、财、物等资源，全面提升医院整体运行效能，取得最佳效益的过程。它主要体现在两个方面：一是内部员工的人本管理工作方式；二是患者的人性化服务模式。本书所讨论的医院人本管理是狭义上的医院人本管理，即医院内部员工的人本管理工作方式。

（1）内涵

医院人本管理就是把员工作为医院最重要的资源，以员工的能力、特长、心理状况等综合情况来科学地安排最合适的工作，并在工作中充分考虑员工的成长和价值，使用科学的管理方法，通过全面的人力资源开发计划和医院文化建设，员工能够在工作中充分地调动和发挥自己的积极性、主动性和创造性，从而提高工作效率、增加工作业绩，为达成医院发展目标做出最大的贡献。

（2）基本要素

医院人本管理的基本要素指的是医院在实施人本管理中必然涉及的重要方面，包括人本管理主体、客体，人本管理的目的和人本管理的环境等内容。在医院人本管理过程中只有真正明确了主体、客体、目标、环境和活动，才能真正做到合理开发人力资源，才能最大限度地服务于组织目标和个人目标的实现。

①医院人本管理的主体。

首先，医院人本管理的主体是医院全体员工，包括医院的管理者，也包括医院基层员工。首先，人本管理的主体具备相应的管理知识和技能。管理能力包括管理主体对组织问题的观察、判断、分析、决策的特质力。医院的管理者具有管理学知识和技能，具体从事着医院管理工作，当然属于医院人本管理的主体，但是处于非管理职位的员工，包括医生、护士、医技人员和后勤人员，如何界定其是否属于人本管理的主体？我们知道，知识经济时代下人力资源质量已大大提高，具备管理知识和技能的医生、护士等基层员工越来越多，所以，医院的基层员工作为具备管理知识和技能的人群，应当被列入人本管理的主体。

其次，人本管理主体拥有相应的权力和权威，管理权力的获得是通过正式组织渠道，

由组织正式赋予的从事管理活动的权力，医院中的各级管理者当然符合人本管理主体这一标准但是权威和权力不同，权威的获得更多的是来源于个人综合素质和能力水平被大多数人接受。但基层医护人员，作为知识密集型工作者，他们虽然没有医院赋予的正式权力，但是拥有本领域的权威，基层医护人员也拥有本团队、本领域的管理权力，最起码还要实施自我管理。因此，基层医护人员也是管理主体。

最后，人本管理的主体从事着管理活动。在医院的日常运行中，无论是医院的管理人员还是基层医护人员都广泛地参与着医院的管理活动，每个人都是医疗质量的管理者，同时也或多或少地参加着医院管理工作，因而是人本管理主体

②医院人本管理的客体。

医院人本管理的客体指的是医院人本管理的对象，包括接受医院人本管理的人、财、物和信息等，是人本管理主体开展管理活动的对象和不可缺少的因素。医院人本管理客体可分为人与物两类。

医院人本管理的第一客体是人，也是人本管理中最重要的管理客体。员工是整个医院管理活动中最能动、最活跃的因素，作为管理客体，具有客观性、能动性等特征。医院的员工不仅具有医疗相关知识与技能，还具有主观的能动性和创造性。医院管理措施的实施效果，很大程度上取决于员工的态度。如果医院员工对管理措施加以抵制，医院管理活动就无法进行相反，如果员工对管理措施表现出支持态度，医院管理的目的将更容易实现。

医院人本管理的第二客体是物，就是一般意义上管理的财、物、信息等，这一客体和第一客体并无二致，具有同质性。把人作为医院人本管理的第一客体是人本管理区别于其他管理模式的重要特征。在非人本管理下，医院管理关注更多的是物，包括医疗用品、医学设备、信息等，但人本管理不同，它把员工作为管理的第一客体，出发点是人，终极目标仍是人。员工本身的复杂性和多变性，决定了人本管理主体对待管理客体的复杂性，这就需要其在实施管理时充分考虑每个员工不同的个性、态度、价值观和行为。

③医院人本管理的目标。

任何一项管理都有其目的，没有目的性的管理是无效的管理。人本管理的目标有两个：一是员工作为个体的目标；二是医院作为组织的目标。

A. 员工作为个体的目标。传统医院管理下的员工是“人力资源”，是“劳动力”，是“组织实现目标的手段”，那时的管理目标体系中是没有员工作为个体目标的：但医院人本管理不同，人既是管理主体，又是管理客体，在医院实施人本管理中，员工实现本身的目标就成为人本管理目标体系中的一部分内容。员工作为个体的目标，主要包括三个层次：第一层为生存目标，即通过人本管理满足温饱、安全等基本需求；第二层为社会目标，即

通过人本管理满足社会交往和尊重的需要；第三层为发展目标，即通过人本管理实现自身价值。每个员工都有这样的目标层次，正因为有这样的目标存在，员工作为管理主体和管理客体才会有能动性和创造性。因此，医院人本管理的目标体系中，必然要有员工作为个体目标的存在。

B. 医院作为组织的目标。我国按照不同的标准，将医院划分为不同种类。按照接收病人的范围分为综合性医院和专科医院；按照医疗技术水平分为一级医院、二级医院和三级医院；按照经营目的分为非营利性医院和营利性医院。非营利性医院是指为社会公众利益服务而设立运营的，不以营利为目的，其收入用于弥补医疗服务成本的医疗机构。我国绝大多数的医院都属于非营利性医院，其组织目标是为群众提供优质的医疗卫生服务，保障群众的健康权益，因此是公益性目标，而不是营利。非营利性医院的终极目标除了社会公益目标外，还包括促进全体员工“工作生活质量”的提高。营利性医院的主要组织目标是利润的最大化，社会公益目标和医院员工的发展处于相对次要的位置。

④医院人本管理的环境。

医院人本管理活动不是在真空中完成的，而是在医院的物理环境与错综复杂的人际关系环境两者相复合的系统中进行的，物理环境和人际关系环境综合起来就是人本管理的环境。医院人本管理环境基本上可以分为物理环境与人文环境两类。要实施人本管理，必须从物理环境和人文环境两个方面入手，创造人本管理得以实施的直接或间接的外力和介质。

A. 物理环境。医院人本管理的物理环境指的是员工工作场所的环境，包括光线、温度、噪声、空气质量和卫生状况。这些因素在一定程度上影响员工的生理和心理，对工作效率产生影响。实施人本管理，关键是创造一个能令员工身心愉快的医院物理环境，即一个能让人乐意工作的工作场所，营造一个良好的工作环境是提高工作效率的必然前提。一个良好的工作环境需要适宜的光线和温度、整洁的卫生条件和合理的设备设施条件，尽可能依照员工的能力和习惯灵活安排、科学调配，使员工愿意在这样的环境中工作。这是人本管理对物理环境的要求。

B. 人文环境。医院人文环境是人本管理环境建设的重点，也是难点。人文环境主要包括员工与同事、上级的关系，情感及信息的沟通，工作协助、资源分享、工作指导及学习、规范遵从、思想价值等方面内容。医院人本管理首先强调的不是管理制度和管理技术，而是管理理念。在人本理念指导下，医院管理者不再把员工作为管理的工具，而是战友和同盟军。管理者对员工的态度将发生根本的转变，真正从心底尊重员工，相信每一个员工都能把工作做好。而影响员工达到目标的主要因素不是员工自身，而是医院管理者提供的管理环境和对员工的正确了解与恰当使用。因此医院需要致力于员工思想的沟通、素

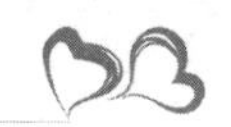

质的提高和潜能的开发，致力于管理制度的创新和医院文化的塑造，致力于员工需求的满足。

2. 医院人本管理的相关理论

（1）人性假设中坚持“目标人”假设

传统西方管理理论中关于人性的假设，或是从经济人、理性人、情绪人、主权人出发，都带有时代的局限性和发展中的问题，尤其是经济人假定的存在，大大抑制了人本管理的发展。直到社会人、复杂人的提出，管理中人性的假定前提才较为科学。关注医院发展中“人的价值的实现”是人本管理的一个核心，因此从系统动力学角度提出一种全新意义的人性假设——“目标人”假设。用“目标人”假设作为人本管理的人性假设前提。

①“目标人”假设的内涵。

目标是潜在或活跃在医院员工内心深处的自我未来状态或其他心理的可能运动，代表着员工潜在的理想、愿望，并且成为具体行为策略的原动力。人生的意义在于不断地实现心中的目标，并在实现目标的过程中不断形成和确立新的目标。在员工的目标体系中存在三种层次的目标，即与生存有关的目标、与社会有关的目标和与自我发展有关的目标，三者之间相互联系、相互作用，构成一个有机的功能整体，即目标结构。在一定的情境中，某些目标被激活之后成为个体行为的发动者和组织者，形成人的动机。动机是改变员工的心理状态和行为的内在原因，因此，医院人本管理的真谛在于发现员工的目标，并营造相应的情境，促使员工为实现目标而产生动机，进而影响到其态度和行为。

②“目标人”假定的合理性。

“目标人”假设符合组织行为学中“社会人”假设原理。首先，无论是马斯洛（Abraham H. Maslow）的需求层次论，还是赫茨伯格（Frederick Herzberg）的双因素论，都提到人的最高层次需求是自我实现，自我实现是一个人激励动力最强、行为动力最强烈的目标。实际上，医院每个员工都在追求自我实现，围绕自我实现，每个人心中也都确立有一个目标，这一目标因个体差异不同而表现不同，但不论个体间差异有多大，对一个确定的个体来讲，这一目标有共同特征，即最高层次、能激发最强动力、为之奋斗不止。因此，医院人本管理以“目标人”为人性假设前提，设计相应的管理模式，就可以最大限度地激励员工。

（2）需要、动机与行为理论

医院组织目标的实现最终取决于员工个人的努力，因此，人本管理理论的关键是解决一个如何最大限度地调动医院员工积极性的问题。行为产生的原因是心理学争论的焦点。有人认为行为是个体的生物本能，有人强调行为是由社会环境引起的。

根据这一理论，医院员工的行为是由动机决定的，而动机的决定因素是需要，受需要支配：需要是指客观的刺激作用于人的大脑所引起的个体缺乏某种东西的状态。而动机是指引起个体行为、维持该行为，并且此行为导向满足某种需要的欲望、愿望、信念等心理因素。动机是在需要基础上产生的，但需要并不必然产生动机：需要转化为动机有两个条件：一是需要达到一定程度，产生满足需求的愿望；二是需要对象（目标）的确定。员工的行为可分为三类：目标导向行为，即为了达到目标所表现的行为，有了动机就要选择和寻找目标，目标导向行为代表寻求、达到目标的过程。目标行为，即直接满足需要的行为，完成任务达到满足的过程。间接行为，即与当前目标暂无关系，为将来满足需要做准备的行为。

根据这一理论，需要是人类活动的基本动力。医院员工的一切活动无非是要使自己的需要得到满足。员工的需要作为一种内在的必然性，全面规定和引导着人的活动，甚至在某种意义上需要就是他们的本性。因此，医院在管理上希望员工做出某种行为，或制约某种行为，就必须从其需要出发，根据其需要实施必要的刺激，以促使其产生某种动机，最终达到所希望的行为发生。

组织行为是由两个要素——个人和正式组织相互融合而成的。组织中的个人都有其独立的个性，而不像传统的管理理论界所说的那样，只是整部机器的一个零件，只能接受组织的约束。也就是说，他们既有成为组织成员的一面，又有成为独立个人的一面。而员工的个性是人的社会属性的具体表现。因为个性是由社会性决定的，影响个性形成的因素主要是社会因素，个性的发展有赖于社会提供给个人的实际可能性正因为如此，关于激励的理论构成医院人本管理的重要组成部分，并成为人本管理的核心。

二、医院人本管理的内容体系

人本管理是管理理念的至高境界，是现代医院管理之魂。医院人本管理将医院员工作为管理的核心要素，尊重员工、理解员工和满足员工需要，充分发挥员工的积极性、主动性和创造性，实现医院组织和员工个人的目的，从而达到组织和员工效益的双赢：医务人员属于知识密集型群体，其学历层次相对较高，高学历人员所占比例相对较大。因此，他们除了物质上的追求之外，更注重精神上的追求，注重自我价值的实现，注重社会的认可和尊重。在这种情况下，如何加强管理、进一步调动他们的积极性，就成为医院管理者不可回避的一个问题，人本管理就是解决这一问题的新思路，现代医院管理中的人本管理包含情感沟通管理、员工参与管理、员工自主管理、人力资源开发管理和医院文化管理五个

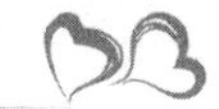

方面的内容。

（一）情感沟通管理

情感沟通管理是管理者以真挚的情感，增强管理者与员工之间的情感联系和思想沟通，满足员工的心理需求，形成和谐融洽的工作氛围的一种现代机构管理方式。因此，医院管理者需要通过良好沟通、教育与激励触及员工的思想和内心，进而使员工在自觉自愿的情境中主动发挥他们潜在的工作积极性和主动性。医院情感沟通管理涉及医院管理人员与临床一线科室、职能科室和决策层间的沟通：通过建立有效的正式和非正式沟通渠，如周会、月会、座谈会、电子邮件、周末旅游、小型聚会等，让员工说话，尊重员工所提的意见，及时肯定他们所取得的成绩，医院决策层、行政人员、临床人员能够形成一种和谐的工作关系。例如，为提升科研水平，医院建成了国内一流的中心实验室，医院领导与课题组成员为了争取项目多方奔走；为解除员工的后顾之忧，医院为员工集体解决住房、家属工作安置、孩子上学等生活问题；为降低护理人员静脉曲张发病率等职业危害，医院每年为护士购买“压力循环袜”和护士鞋；员工过生日，医院为他们送上生日贺卡或礼物，让职工感到医院关心、尊重他们，从而激发主人翁精神，全身心地开展工作。

（二）员工参与管理

员工参与管理是指医院或其他组织中的普通员工依据一定的规定与制度，通过一定的组织形式，直接或间接地参与管理与决策的各种行为和制度。由于医院员工在物质、精神生活满足的基础上更加追求相互尊重和自我价值的实现，医院面临着更加激烈的竞争，需要一支优秀稳定的员工队伍，以及医院的创新主要依赖于员工等因素，当前的医院越来越重视员工参与管理医院。员工参与管理的主要形式有分享决策权、代表参与和质量圈。

分享决策权是指下级在很大程度上分享其直接监管者的决策权具体可以通过团队、委员会和集体会议来解决共同影响员工利益问题分享决策权的原因是，当医疗卫生服务工作变得越来越复杂时，管理者与医院员工的信息不对称，无法全面了解员工工作情况，因此需要选择最了解工作的员工来参与决策医院各个科室员工在工作过程中的相互依赖的增强，也促使员工需要与其他部门的人共同商议。这就需要通过团队、委员会和集体会议来解决共同影响他们的问题。同时，共同参与决策还可以增加对决策的承诺，如果员工参与了决策的过程，那么在决策的实施过程中他们就不容易反对这项决策。

代表参与是指员工不是直接参与决策，而是一部分员工的代表进行参与。西方大多数国家都通过立法的形式要求公司实行代表参与，代表参与的目的是在组织内重新分配权力，把劳工放在同资方、股东的利益更为平等的地位上。代表参与常用的两种形式是工作委员会和董事会代表。工作委员会把员工和管理层联系起来，任命或选举出一些员工。董事会代表是指进入董事会并代表员工利益的员工代表。医院管理中代表参与可以具体表现在充分发挥职代会、专家委员会、工会等组织的作用，凡是医院发展建设中的重大问题，都组织全员参与讨论，集思广益。

质量圈的目标是：在自愿的基础上解决与质量有关的问题，员工共同努力提高产品质量。它是由一组基层管理人员及医务人员共同组成的承担责任的工作团队，定期讨论技术问题，探讨日常医疗工作环境中出现的问题的原因，提出解决建议和措施。成员均可以提出想法及解决方案，使他们有更大的工作满足感和工作动力，从而有效地调动医院员工的积极性。马斯洛把人的需求依次分成生理需求、安全需求、社交需求、尊重需求和自我实现需求五类。而参与质量圈使圈员的最高需求“自我实现需求”得到了充分的实现，因此可以极大地调动圈员参与医院管理的积极性和思维创造能力。

影响员工参与管理的因素包括以下内容。

1. 领导者

领导者因素包括领导者对员工参与管理的支持态度，领导者的管理协调能力、性格和行为、授权意愿和管理理念、对员工的尊重和信任态度、与员工的人际关系等。

2. 员工素质

员工素质因素包括员工参与管理的主动性，员工对现在的工作内容感兴趣程度，员工自身的知识水平、性格、能力、参与意识、成就取向等方面。

3. 医院

医院方面影响员工参与管理的因素包括医院的组织文化、组织结构、组织战略、组织制度层面和产权治理结构、内部或外部劳动力市场的劳动制度、组织内部管理层次和管理幅度、行业环境。

4. 其他

其他因素包括组织的凝聚力、管理者的授权意愿、管理团队中的团体动力学对员工参与管理的影响。

（三）员工自主管理

自主管理是指一个组织的管理方式，主要通过员工的自我约束，自我控制，自我发现问题，自我分析问题，自我解决问题，变被动管理为主动管理，进而自我提高，自我创

新，自我超越，推动组织不断发展与前进，实现组织共同愿景目标。自主管理意味着在实现医院目标的过程中，每个员工都发扬着主人翁精神，自觉地把医院发展目标变为个人的奋斗目标，自觉地、自主地去努力工作，完成目标，找到个人利益与集体利益的最佳结合点。自主管理实质上是员工把自己的命运与医院的命运紧紧地联系在一起，员工个人的奋斗目标也正是医院的总体奋斗目标。

医院员工可以结合自身的职业生涯规划开展自主管理。员工通过分析职业各个阶段中自我发展、职业发展及家庭发展的相互作用与影响，通过分析明确自身的优势、不足、价值观以及潜能，了解环境带来的机会与挑战，更好地确定职业目标，同时找到个人目标与现状之间的差距，主动性地去消除这个差距。

医院管理人员可以协助员工做好职业生涯规划，并提供相应实现职业生涯规划的条件，体现人本管理。在员工职业生涯的初期，作为组织，首先要对新员工进行培训，使他们全面了解组织管理制度和员工行为规范，掌握做好工作的基本方法；其次为新员工提供职业咨询，帮助他们尽快适应工作；再次为新员工提供一份有挑战性的工作，并对员工严格要求；最后对成长和成就感有较高需求的员工给予更加丰富的工作内容。在员工职业生涯的中期，作为组织，首先应该给他们提供必要的职业信息，同时予以培训和辅导，以增强员工对职业变化的适应性；其次通过工作轮换、工作丰富化等途径激发员工新鲜感和潜能；再次对于那些有晋升潜能的员工，组织要建立公正、科学、合理的晋升通道；最后帮助员工处理好自我发展、职业工作与家庭生活之间的关系。在员工职业生涯的后期，作为组织，首先要切实做好员工的思想工作；其次帮助他们制订退休计划，尽可能把退休生活安排得丰富多彩而有意义，只有这样，他们留在组织的最后时间才会安心工作，甚至焕发斗志；最后要选好退休员工的接班人，及早进行接班人的培养工作，可采用老员工传帮带等方式，使退休员工与其接班人的工作顺利交接。

（四）人力资源开发管理

在知识密集型医院中，人才成为医院的核心竞争力，医院的可持续发展，需要建立一支高素质、高技术水平的人才队伍，将人本管理这种新理念植入和贯彻进医院人力资源管理中势在必行，人力资源管理职能需要更为健全。人员招聘引进、培训、绩效考核和薪酬管理等方面均需贯彻人本管理思想，提升医院人才队伍整体素质。

在人员招聘引进方面，需要加大人才引进力度，对医院急需的高层次人才、弱势学科及新建、筹建学科，通过高层次人才引进，实现学科的跨越式发展和医院整体学科的均衡发展，优化专业技术人员结构。

人员培养和积极发掘个人的潜力是医院发展的根本所在，这样能够挖掘出专业人员的创新性潜力，这种人才体系的建立，使医院成为人才的摇篮以及专业技能的展示平台。具体方法为：规划医院的培训体制，计划实施年轻医师的轮科工作，为临床治疗攒下良好的基础根据专业以及个人的发展趋势，定期选派优秀的医师到上级医院进行进修学习，紧跟时代专业，不仅能使医院的医疗技术层面以及队伍不断地加强，并且能够拓宽业务，提高自我修养与素质。不定期地邀请各方面的有关专家来医院进行讲学，提高员工的学术水平，组织员工参加学术研讨会，加强员工的在岗在职教育，激励员工进行专业技术的深入研究与创新探索。

绩效考核管理是医院对管理水平检验的重要方法，配套的还有实施绩效工资以及实施医院战略方针方法，更好地提升医院员工的执行力，建立人才机制，充分调动广大员工的积极性，是人才管理的有效途径。绩效管理需要健全的考核指标以及行业标准，其在此基础上才能够切实反映出一个员工的积极性。建立良好的奖励机制，能够使员工提高自身专业素质，为了更高的绩效而努力。

充分调动员工的生产、工作积极性，是实施科学管理的关键，传统的薪酬制度受双因素理论影响，被认为是激励效果很弱的手段，但事实上，如果薪酬制度在充分考虑了人性和人的需要的基础上进行设计，完全可以起到有力的激励作用：激励薪酬的设计应该包括具有竞争力的薪酬水平、合理的岗位评价、科学的绩效工资和多样的福利待遇。

（五）医院文化管理

医院文化是医院独有的价值观和医院精神，以及以此为核心而形成的道德规范、行为准则、理想信念和医院传统等，并在此基础上生成的医院服务意识、服务理念和经营战略等。医院文化是在长期医疗服务实践过程中形成和发展起来的广义的医院文化泛指医院主体和客体在长期的医学实践中创造的特定的物质财富和精神财富的总和；狭义的医院文化是指医院在长期医疗活动中逐渐形成的以人为核心的文化理论、价值观念、生活方式和行为准则等。医院作为一种以人与人的组合为基础的医学服务活动主体，其服务行为直接表现为人格化，医院的所有活动最终都要靠人来执行因此，医院的制度安排、医院的战略选择都必然会体现在人的价值理念中，也就是以医院文化的形式表现出来。医院文化是医院价值观和经营理念的体现，对于医院的可持续发展起到至关重要的作用。医院文化建设在培育文化土壤的基础上，塑造医院独特的精神气质，并通过责任伦理、行为规范将气质转化为发展的力量，是在医院管理实践中产生的文化管理现象，在医院的各个环节中形成人性、关爱、服务、奉献的人文品质，加强“以人为本”的医院文化建设是医院保持不竭发

展动力，是提高核心竞争力的根本途径。医院文化是以人为本的文化，是围绕人力资源开发的文化，是人性关怀、人文服务的文化。健康向上的文化氛围，可以凝聚人心、鼓舞士气、激发工作热情、提高员工的创造能力。因此，我们要注重对医院管理人员与临床人员的文化熏陶，引导他们把个人的奋斗目标与医院的发展统一起来，并变为个人的自觉行动。我国解放军总医院将“五热爱”和“五种精神”作为主要标志精神，是其中的人在半个世纪的历程中共同培育出来的精神文明之花，是推动医院建设和发展的巨大动力。解放军总医院把这种精神贯穿于医院发展的进程中，不断丰富其内涵，并以此作为思想政治工作的一个切入点，采取多种形式，进行入情入理、入脑入心的教育，使“爱祖国、爱军队、爱医院、爱本职、爱病人”“救死扶伤的奉献精神、争创一流的拼搏精神、恪尽职守的敬业精神、求真务实的科学精神、爱院如家的主人翁精神”成为凝聚人心、激发斗志、开拓创新的恒定动力，增强了总医院人的光荣感、责任感、使命感。

三、医院人本管理的运作流程

人本管理作为一种管理方式具有规范的运作流程。清晰的运作流程能够为管理者提供可操作的实践思路。医院人本管理运作流程可以具体分为制定人本管理实施战略、识别并清除人本管理实施障碍、执行人本管理战略和人本管理实施效果评估四个步骤。

（一）制定人本管理实施战略

人本管理在实施的过程中需要战略来指导实施。制定适合的人本管理实施战略是人本管理运作流程的基础步骤。在制定战略的过程中，需要确立正确的人本管理观、确立符合医院实际的人本管理模式、制定与医院战略目标相匹配的人本管理政策等。

1. 确立正确的人本管理观

确立正确的人本观念是制定人本管理实施战略第一步，也是最重要的一步。正确的人本观念，包括以人为中心，人力资源是人本管理中心地位的观念和确立制度适应人的观念。人力资源在医院核心竞争力构建上具有其他任何资源也不可替代的作用。实施人本管理就必须真正地把人作为中心，将人力资源作为医院最重要的资源。确立这样的观念，管理者在实施管理时才会围绕人来设计制度、创设环境，以人为中心的观念是人本管理最重要的观念。同时，管理者在制定医院制度时，需要根据员工的个性特征和组织需求对制度做出调整，使员工可以达到自我管理，进而激发员工的工作热情和高层次需求实现。

2. 确立符合医院实际的人本管理模式

人本管理实施在依据共同的理论基础和逻辑框架的基础上，还必须结合医院自身的实际，选择适合的人本管理模式。医院在设计人本管理模式时，要综合考虑医院的人文环境、经营战略、医院文化、人力资源状况、员工特点、医院发展阶段、服务水平等因素，只有根据这些因素，综合考虑设计，才能选择与医院相适宜的人本管理模式。

3. 制定与医院战略目标相匹配的人本管理政策

医院核心价值观的确立要服务于医院总体战略目标。医院战略目标解决“医院将成为什么”的问题，医院核心价值观就是解决“什么是医院和员工认为是最重要的、值得为之奋斗的事情”，战略目标和核心价值观两者需要具有一致性。医院各项政策制定需要与战略目标和核心价值观保持一致，同时保证各项相关政策之间的整体系统性和协调性。

（二）识别并清除人本管理实施障碍

人本管理的实施障碍包括认知、动力、组织政治和员工归属承诺。其中认知障碍指的是如何使现有管理者认识到人本管理的重要性，如何唤醒员工，让他们也同样意识到并参与到人本管理中来。同时，人本管理作为一种全新的管理模式，需要打破现状，确立全新的管理理念，这需要冲破认知上的障碍，动力障碍，即如何调动和激发出组织整体实施人本管理的动力，以快速地实现与现状决裂。组织政治障碍是因为人本管理作为一种变革，肯定会有支持者和反对者，对相关人士的心理变化如果没有一个清晰的认识，就会形成实施中的障碍员工归属承诺障碍是因为要真正实施人本管理，必须赢得全体员工的归属承诺。

1. 冲破认知障碍

认知障碍主要是人本管理主体没有认识到人本管理的作用，或者对人本管理持怀疑态度，存在认识上的误区或者障碍。要消除这种障碍，仅仅靠“说教”是不能奏效的，必须以“眼见为实”的方式消除。“眼见为实”的办法可以启迪人们从内部自觉推动思想上的转变。标杆管理法可以起到利用真实的观察帮助员工树立信心和做出承诺的作用。标杆管理法是一项有系统、持续性的评估过程，通过不断地将组织流程与世界上居于领导地位的组织相比较，以获得协助改善营运绩效的资讯。标杆管理方法较好地体现了现代知识管理中追求竞争优势的本质特性，因此具有巨大的实效性和广泛的适用性。在进行标杆管理时，其成功的关键因素有：在与他人比较前，先了解自身的流程；尽量使标杆管理集中并简化；掌握良好时机以进行确立法则、训练，并使相关人员多加参与；不论可能与否，让员工、客户与供应商充分参与，可激发其更高的价值；彻底收集内部量化资料，以提供公

平合理化的比较基础；与标杆管理者合作伙伴公开分享资讯；确定自己有一些资讯，可以和标杆管理伙伴进行交换；为标杆管理合作伙伴及客户人员的实地访查做准备。

2. 跨越动力障碍

在克服了认知障碍后，就必须再跨越动力障碍。建立沟通战略有利于跨越动力障碍。管理者作为人本管理的实施主体需要明确沟通的重点应是员工作为个体的需求、目标及需要配合的实现方式。同时沟通应该是“双向沟通”。双向沟通有利于医院管理者和员工两者之间的位置不断交换，且医院管理者是以协商和讨论的姿态面对员工，信息发出以后还需及时听取反馈意见，必要时双方可进行多次重复商谈，直到双方满意为止。

3. 克服组织政治障碍

组织政治障碍主要来自组织中的反对者或没有与之建立清晰一致目标的群体，因此，克服组织障碍就是要最大限度扩大利益共同体。

4. 建立归属承诺

建立归属承诺是冲破认知障碍和跨越动力障碍的目的。有效建立归属承诺，关键是创造员工全面参与的机会。把员工当作成熟的成年人比把员工当作无知的未成年的人更能够快速地获得员工的归属承诺。只有建立了主人翁责任意识和员工归属承诺，人本管理实施才具有了动力。

（三）执行人本管理战略

有效执行人本战略，必须在组织、制度、组织文化和人力资源管理等方面有所创新。

组织创新实际上就是为人本管理提供组织保障。人本管理模式要得到有效实施，必须有相适应的组织结构，扁平、多维、开放型的组织结构就是对传统组织结构的挑战。因此，在执行人本管理战略时，要从医院的组织结构入手，调查组织结构现状，找出哪些方面与人本管理不相适应，应该如何进行组织创新才能符合人本管理对组织的要求。制度创新实际上是人本管理得以落实的保障。人本管理模式既然是一种全新的管理模式，就必然地需要有新的管理制度来保障人本管理的实现。文化创新实际上是形成组织内部一致的“魂”，这是人本管理得以落实和实施的根本。人本管理实施的前提是全面建立员工主人翁责任意识和归属承诺，组织文化是达到这一目标的灵魂。人本管理的活动内容更多地体现在人力资源管理方面，因此，在人本管理的理论和模式下的人力资源管理，必然地要求在指导思想、职能发挥、活动内容上创新。

（四）人本管理实施效果评估

对人本管理的实施效果进行评估是人本管理系统非常重要的环节。人本管理实施效果评估可以从医院和员工两个方面开展。针对医院的考核主要是考核实施人本管理后医院的变化情况，如医院效益、医院效率、医院竞争力、医院形象和服务对象满意度；从员工个人角度，主要考察实施人本管理后员工个人的变化，如员工成长性、员工满意度、员工薪酬增加幅度等。作为效果评估，在对上述指标进行总结的基础上，要对人本管理的实施效果做出评价，找出存在的问题，对人本管理系统进行优化。这样就形成人本管理的良性循环。

第三节　健康管理

一、健康管理概述

（一）国外学者有关健康管理概念的表述

健康管理是指一种对个人或人群的健康危险因素进行全面检测、评估与有效干预的活动过程；是指围绕旨在改善健康而制定、实施政策及组织服务而展开的活动。其重点是人群健康状况的改善、相关机构组织服务的提供和有效改良。其主要目的是通过改善或改变健康服务提供的手段、产品，及与提高公众健康的有效组织行为等方面的最小投入来获取最大的健康改善效果。健康管理就是要将科学的健康生活方式提供给健康需求者，变被动的护理健康为主动的健康管理，更加有效地保护和促进人类的健康。

健康和生产力管理（health and productivity management，HMP）是围绕雇员健康的所有方面而设计的多种不同类型服务项目的协同管理，包括疾病预防的服务项目，也包括当员工患病、受伤及处理工作生活关系时而需要的服务项目。这些服务项目包括医疗优惠、残疾和员工补贴项目、带薪休假、健康促进和职业安全项目。HMP 亦指为提高积极性、减少人员流动及提高岗位效率而开展的一系列活动。

（二）国内的健康管理概念表述

国内的健康管理概念表述有以下几种。

健康管理是运用管理科学的理论和方法，通过有目的、有计划、有组织的管理手段，

调动全社会各个组织和每个成员的积极性，对群体和个体健康进行有效的干预，达到维护、巩固、促进群体和个体健康的目的。

健康管理是对个体或群体的健康进行监测、分析、评估，提供健康咨询和指导以及对健康风险因素进行干预的全面过程，健康管理的宗旨是调动个体和群体及整个社会的积极性，有效地利用有限的资源来达到最大的健康效果。健康管理的具体做法就是为个体和群体（包括政府）提供有针对性的健康科学信息，并创造条件采取行动来改善健康。

按照现代健康理念与医学模式要求，采用先进的医学科学技术和经验，结合运用现代管理科学的理论和方法，有目的、有计划、有组织地管理手段，调动全社会各个组织和每个成员的积极性，通过对群体和个体的整体健康状况、健康素质、身心状态、健康危险因素进行全面检测、监测、分析、评估、预测、预警和跟踪干预管理，以达到维护、改善、促进群体和个体健康，提高生活生命质量，延长健康寿命之目的。

健康管理学是一门集生命科学、管理科学和信息科学于一体的综合学科。它源于和依赖于现代医学科学技术的发展，但并不同于传统的预防医学和临床医学。它研究的主要内容是人的健康以及对人的健康的维护和促进；它所进行的医学服务主要内容是健康检查、健康评估、风险干预和健康促进。健康检查是基础，风险健康评估是关键，风险干预是重点，健康促进和改善是目的。它所创建的医学服务模式是以人为本，主动、系统地全程健康监管与跟踪服务，更加注重人的健康素质的提高，不良生活方式及行为改善，是预防为主、中西医并重卫生工作方针实实在在地体现。

健康管理是一个提供综合性医疗卫生服务的模式，包括对个体或特定群体的健康状况和疾病风险进行系列的评估；依据专业机构发布的具有科学依据的指南，指导和帮助个体或群体避免和改变影响健康的行为及控制健康危险因素；以及在某些慢性疾病过程中，通过与相关专业人员、患者的看护者及患者进行协调和沟通，帮助和指导患者进行自我管理，并对诊断和治疗措施进行成本效益评价。

（三）健康管理内涵、概念、学科范畴、学科体系架构和学科分类

1. 健康管理的内涵

目前国内外有关健康管理的定义或概念，由于不同的专业视角的局限性而不够全面。例如，从公共卫生角度认为，健康管理就是找出健康的危险因素，然后进行连续监测和有效控制；从预防保健角度认为，健康管理就是通过体检早发现疾病，并做到早诊断及早治疗；从健康体检角度认为，健康管理是健康体检的延伸与扩展，健康体检加检后服务就等于健康管理；从疾病健康管理角度认为，健康管理说到底就是更加积极主动地疾病筛查与

及时诊治。因此，无论在定义的表述、概念还是在内涵的界定上均存在明显的不足或不完整性，没有一个表述概念及内涵能被普遍接受。

健康管理的概念表述：以现代健康概念（生理、心理和社会适应能力）和新的医学模式（生理—心理—社会）以及中医治未病为指导，通过采用现代医学和现代管理学的理论、技术、方法和手段，对个体或群体整体健康状况及其影响健康的危险因素进行全面检测、评估、有效干预与连续跟踪服务的医学行为及过程。其目的是以最小投入获取最大的健康效益。

健康管理概念内涵的要素与重点：健康管理是在健康管理医学理论指导下的医学服务健康管理的主体是经过系统医学教育或培训并取得相应资质的医务工作者。健康管理的客体是健康人群、亚健康人群（亚临床人群、慢性非传染性疾病风险人群）以及慢性非传染性疾病早期或康复期人群。健康管理的重点是健康风险因素的干预和慢性非传染性疾病的管理。健康管理服务的两大支撑点是信息技术和健康保险。健康管理的大众理念是“病前主动防，病后科学管，跟踪服务不间断”。

2. 健康管理学的概念及学科范畴

（1）健康管理学的概念

健康管理学是研究人的健康与影响健康的因素，以及与健康管理相关的理论、方法和技术的新兴医学学科，是对健康管理医学服务实践的概括和总结。

（2）健康管理学科范畴

健康管理学集医学科学、管理科学与信息科学于一体，重点研究健康的概念、内涵与评价标准，健康风险因素监测与控制，健康干预方法与手段，健康管理服务模式与实施路径，健康信息技术以及与健康保险的结合等一系列理论和实践问题。

（3）健康管理学与相关学科的关系

健康管理学是一门新兴的医学学科，它依赖于基础医学、临床医学、预防医学的理论与技术，但不同于传统的医学，研究的主要内容、服务对象、服务范围与服务模式，从理论到实践都具有很大的创新性。因此，它已经成为医学科技创新体系之一。现代医学科技创新体系包括：基础医学创新体系，预防医学创新体系，临床医学创新体系，特种医学创新体系，健康管理学创新体系。

3. 中国特色健康管理学科体系构架

宏观健康管理学科与服务体系，主要研究国家政府和社会层面的宏观健康，促进与健康管理问题，包括国家健康立法、公共健康促进与健康管理政策及策略、公共和（或）公益性健康管理与卫生服务机构、机制与模式以及相关法律法规及规范的研究制定等。微观

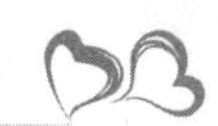

健康管理学科与服务体系，主要研究个体或群体（包括家庭）的健康促进与健康维护、改善与管理问题，主要包括：健康行为与生活方式管理，健康素质与能力管理，健康体适能监测与促进管理，健康与劳动力资源管理，营养、运动与健康管理，主动性整体心理、生理及社会适应性健康管理等。健康风险控制管理学科与服务体系，主要研究引起慢性非传染性疾病的诸多风险因子的检测、评估与风险控制管理问题。健康信息技术学科体系，主要研究现代信息技术在健康管理与健康保险服务中的实际应用，以及健康保险险种设立与应用问题。健康教育培训学科体系，主要研究针对健康管理者的理论、技术与技能等方面的专业培训和面向广大健康管理需求者的健康教育与健康自我管理知识及技能培训等。中医治未病与特色养生保健学科与服务体系，主要研究如何将祖国传统医学治未病和养生保健的理论、技术及特色产品适时应用到现代健康管理学科与服务体系中，并在健康管理理论研究与实践中得到传承及发展。

4. 中国特色健康管理学学科分类

从研究维度分为生理健康管理学、心理健康管理学、社会适应性健康管理学等；从研究层次分为宏观健康管理、微观健康管理；从研究内容分为生活方式及慢性非传染性疾病风险管理、健康保险、社区健康管理及劳动生产力管理等。从研究对象分为健康人群、亚健康人群（亚临床人群、慢性非传染性疾病风险人群）、慢性非传染性疾病人群等。

二、中国健康管理的目标和任务

（一）我国开展健康管理的主要目标

在新的医疗体制改革方案和健康中国总体框架下，紧紧围绕我国政府建设高水平小康型社会的总体要求，创立现代健康管理创新体系，创新服务模式与技术手段，使慢性非传染性疾病得到有效控制，在实现大幅度提高国民健康素质与健康人口构成比例、国民平均期望值寿命和健康寿命中发挥重要作用，使健康管理相关产业成为国家拉动内需、扩大消费的民生工程和新的支柱产业之一，成为引领和推动中国科技与产业发展的重要领域，最终实现健康强国的目标。

（二）我国开展健康管理的主要任务

第一，建立一个新的医学学科，即在逐步统一和完善健康管理相关概念的基础上，建立起一个与现代医学创新体系相匹配，能够适应和满足我国健康管理及相关产业发展需求的新的医学学科。

第二，构建一个新的学科与产业体系，即研究构建中国特色的健康管理学科与产业体系，包括国家健康研究体系、健康管理学科体系、健康管理信息化服务体系、产品与技术研发体系、教育培训体系、慢性非传染性疾病风险监测评估与管理控制体系、国人健康/亚健康评价指标与评估模型体系、中医治未病与养生保健体系。

第三，创建一批新的科研平台，即研究构建一批中国特色的健康管理科技研发创新平台，包括健康管理学科与理论研究平台、健康管理关键技术与特色产品研发平台、健康管理信息技术与网络服务支持平台、健康管理社区服务模式创新示范平台。

第四，研发一套新的技术标准，即研制并颁发一套健康管理相关技术标准与规范，包括健康体检技术标准与规范、健康评估技术标准与规范、健康风险预测预警技术标准与规范、特殊职业/环境医学适应性选拔评定技术标准与规范、国人健康/亚健康评价标准与实施规范、健康管理干预效果评价标准与规范、健康管理相关仪器设备与干预产品的技术标准与规范、健康信息技术与网络化服务标准与规范。

第五，创建健康管理医学服务新模式，包括医院/疗养院健康管理新模式、社区健康管理医学服务新模式、新农合健康管理医学服务新模式、健康保险与健康管理服务新模式等。

第六，打造首批健康管理示范基地，包括科研与培训基地、预防性体检与健康管理示范基地、产品研发与转化基地、社区健康管理与健康促进基地、疗养院与中医治未病健康管理基地、健康保险与健康管理示范基地、健康信息技术应用示范基地等。

第七，培养造就一支健康管理专业队伍，包括科研、教学、产品研发、技术服务等专家或专业团队。

第八，形成一个大的健康服务产业，即健康管理服务与相关产业规模空前壮大，成为新的支柱产业。

（三）中国健康管理及相关产业实施原则与策略

坚持理论研究与实践探索结合，着力构建中国特色健康管理学科与产业体系；坚持需求牵引与产业推动相结合，以学术引领产业，以产业推动学术和学科发展；坚持体系构建与功能重组相结合，构建健康管理医学服务新模式和中医特色预防保健新体系；坚持技术标准与服务规范相结合，努力规范健康管理服务流程，提高行业核心竞争力；坚持成果示范与推广应用相结合，加大健康管理科技投入与成果转化的步伐，努力满足国人不断增长的健康需求；坚持引进、消化与自主创新相结合，充分吸收和利用各国先进的健康管理经

验和技术，努力构建国际化的健康管理技术合作与服务平台。

三、医院健康管理

（一）医院应承担健康管理的职责

医院长期以来一直定位于以单纯的疾病治疗为主，预防保健、健康教育、疾病管理等功能严重弱化。随着社会的发展进步和医药卫生体制改革的深化，医院功能已经不是传统意义上的院内诊断治疗疾病，还应覆盖院前和院后，即把院中的服务扩展到院后，开展疾病管理服务，把院中的服务提前到院前，开展健康管理服务。

1. 医院承担健康管理和疾病管理的职责是适应医改政策的正确选择

医院开展健康管理和疾病管理，对健康或亚健康人群的健康与疾病风险因素进行全过程监测、预防和维护，对患慢性病的患者进行科学的疾病管理和干预，这样有利于拓宽医院的服务领域、充分利用闲置资源，增加服务量，提高效益；有利于开发医疗服务市场的潜在需求，培养医院的忠诚客户，实现品牌营销等。因此，医院承担健康管理和疾病管理的职责，是医院为适应医药卫生体制改革的正确选择

2. 医院承担健康管理和疾病管理的职责是医院公益性的体现

医院开展健康管理和疾病管理，倡导健康的生活方式，建立从透支健康、对抗疾病的方式转向呵护健康、预防疾病的新健康模式对于已经接受治疗的慢性疾病患者，通过疾病管理将使其能够获得持续的、连贯的治疗和康复、预防指导，提高患者的诊疗和康复效果一这样不仅可以增加人民群众对医院的理解和满意度，缓解医患矛盾，提高医院的社会影响力，还有利于维护和改善人民健康，减少卫生资源耗费，这恰恰是公立医院社会公益性职责的体现。

3. 医院承担健康管理和疾病管理的职责是满足人民健康需求的必然要求

当前我国面临的最大社会性问题之一就是有限的卫生资源与无限的日益上涨的群众需求之间的矛盾。随着我国改革开放和人们生活水平的不断提高，人们对医疗、保健的消费需求也呈现递增趋势，自我保健意识增强。但科学的健康知识和保健常识的缺乏和医疗机构引导的缺位，导致“伪”健康资讯的盛行。

健康管理和疾病管理的核心是基于医学科学研究成果及临床医疗实践总结的结晶，医院应该承担起自己的责任，通过科学的健康管理和疾病管理帮助民众建立正确的、科学的健康观。

（二）医院开展健康管理的路径选择

1. 健康体检中心功能的延伸

人类寿命的延长和各类慢性病的增加，推动了健康管理事业的发展。目前我国仅有少数专业的健康管理机构，虽然很多医院已经建立了健康管理中心，但大多没有做到真正意义上的健康管理，仅提供健康管理的某个环节，多数还停留在传统的体检层面。公立医院要实现体检中心功能的延伸，将体检中心真正转型为健康管理中心，在体检的基础之上，为受检者提供个体化的治疗方案和随访计划，并对筛查出来的各种慢性病的高危人群进行重点跟踪管理，完成预防及阻止生活方式疾病发生发展的历史新使命。

2. 健康及疾病管理专业人才的培养

一方面，健康管理和疾病管理是一门科学的系统工程，涉及预防医学、临床医学、社会科学等方面的知识；另一方面，健康管理和疾病管理的前景可观，但国内管理体系不健全，从业人员素质参差不齐，缺乏有效行业标准。医院可以依托品牌优势、学科优势和人才优势，建立健康管理和疾病管理人才库，设立疾病管理师和健康管理医师岗位。

3. 实现医院与社区的联动

目前，部分社区卫生服务中心虽然与医院建立了双向转诊合作关系，但实际运作中，往往是以上转为主，而下转的患者较少，同时由社区卫生服务中心转出的患者也很少再回到社区，双向转诊制度实际上并未得到真正意义上的执行，不利于形成“小病在社区，大病进医院，康复回社区”的医疗格局。因此，要真正实现医院与社区的联动；医院就要充分指导所辖社区卫生服务中心（站），用双向转诊的方式对居民进行无缝化诊疗和健康管理服务。

4. 建立完善的个人信息系统

个人信息系统的建立是一项复杂的工程，需要医院等多个医疗机构的合作，包括个人的一般情况，如性别、年龄、个人史、家族史、有关健康的行为等；个人就医情况，如各项临床检查指标、并发症、存活与否、生活质量、转诊情况等。所有个人资料以计算机输入，应能跨越不同的医疗机构而被共享，从而应用于持续的健康管理和疾病管理。

综上所述，医院应改变服务功能单一的现状，主动承担健康管理和疾病管理的职责。健康管理筛查出具有高危致病因素人群，通过有效的干预阻断疾病的发生与发展，达到帮助民众不生病、少生病、晚生病的目的。疾病管理可以促使患者改变不良生活方式，进行有效的督导，达到巩固院中治疗效果，防止疾病复发的目的。医院承担居民健康管理和疾

病管理的职责，有利于我国医院各级管理者及广大从业人员解放思想、更新观念，进行医疗健康服务模式创新，完善我国医院的服务体系，实现院前、院中、院后一体化的、无缝隙的医疗健康呵护服务，加快我国医院的现代化建设与发展，满足我国社会与民众的新需要。

（三）医院健康管理服务模式探讨

1. 以规范的健康体检为基础

建立符合体检标准的专业体检中心，进一步优化体检流程，细化功能分区，扩大健康体检规模，开设普通体检和特需体检、女性体检专区，开展个性化体检、住院体检等健康体检服务。构建科学完善的健康体检服务体系，如医检分离、完善先进的检查检测系统，科学合理地设计体检套餐和检测项目、搭建系统完善的信息网络平台、构建人性化的服务平台，以规范的健康体检为基础，利用现代信息技术，实现健康体检网络化管理，为进一步开展个性化健康体检及健康管理等健康促进服务提供重要依据和保障。

2. 以健康监测与风险评估、健康干预调理为手段

由发现疾病向发现疾病及健康危险因素前移：通过引进健康检测评估设备及软件、利用评价量表等对健康群体实施健康评估、风险评估，进行个体与群体的危险因素评价和健康等级评定。搭建健康管理信息化平台系统：依托现代化信息技术，开发应用集健康档案管理信息系统、健康体检短信平台系统、健康评估监测系统、健康体检对比分析系统、健康体检网站于一体的健康管理信息化平台系统，结合我国人群的健康危险因素，对个体或群体的工作特点、生活规律、饮食习惯、健康状况和疾病风险等进行系列评估，对历年体检结果进行动态对比分析、评估，为进一步健康干预提供依据。充分发挥传统中医中药特色优势：通过中医治未病，中医中药及推拿、针灸理疗等传统康复疗法进行干预调理。

（四）以多渠道的健康教育为辅助

在健康管理中，无论是针对个体的，还是针对群体，健康教育都是一种非常基本和重要的方法和策略。

1. 针对性健康教育

根据健康评估结果制订针对性的健康教育计划，从心理、营养、运动、健康生活方式等方面进行健康指导。对已患慢性病的个体，进行针对性疾病或疾病危险因素管理，如糖尿病管理、心脑血管疾病及相关危险因素管理等对没有慢性病的个体，进行生活方式改善指导、心理指导等。根据设定健康目标，动态追踪、评价计划及干预措施实施效果，进而

修订健康促进计划，以达到动态健康干预、改善健康状态、减少健康危险因素的目的。

2. 科普性健康教育

健康管理不能没有健康科学技术普及，突出强调健康科普在健康管理发展中的地位也不过分。以健康管理平台信息管理系统为依托，运用健康危险因素的研究成果，拓展传统健康教育内容，向公众传播健康危险因素信息和慢性病的危害等知识，提高群体防病意识

3. 以持续性多元化的诊疗服务为保障

综合性医院开展体检服务的最大优势之一，就是可以搭建便捷的就医绿色通道，依托医院的医疗资源，实行会员制服务，为需求者配备私人指导医生，制定个性化的健康管理计划，提供集体检、会诊、住院等于一体的连续性特需健康保健服务。

由于国内外体制和背景不同，具有中国特色的健康管理创新服务体系和运营模式尚未健全，真正专业意义上具有一定规模并能够全面地提供健康管理服务的健康管理机构还比较少。探讨综合性医院利用现代化信息技术实现网络化管理，打造多元化健康管理平台，建立“以人的健康需求为本”“以保障人身心健康为目标”和“以系统、全程、连续、终身提供健康管理服务”为核心的健康服务体系，将对我们拥有健康、恢复健康、促进健康，节约医疗资源，有效降低医疗支出发挥巨大的作用。

第三章 医院文化建设

第一节 医院文化建设基础

一、文化管理

随着市场经济逐步完善，医疗卫生体制改革迈向纵深，医院作为医疗行业的主要组成部分，服务内容及形式已由传统型单一式医疗服务转化为有益患者身心健康的全方位服务。而文化建设不仅在医院发展中起着至关重要的作用，而且在患者服务、心灵关怀、精神治疗、健康辅助等方面也发挥着不可替代的功效。因此，加强文化建设，对补充医疗服务空白，提升医疗服务层次，推动医院可持续发展具有重要意义。

（一）医院文化概述

1. 医院文化基本概念

（1）医院文化定义

所谓医院文化，就是医院组织在一定的民族文化传统中逐步形成的具有本医院特色的基本信念、价值取向、道德规范、规章制度、生活方式、性格习惯、人文环境，以及与此相适应的思维方式和行为方式的总和。它是一个医院总体水平、综合实力在观念形态上的反映，产生于一个全体职工的整体精神素质，不仅带有这个医院的烙印，还通过职工的整体精神素质对医院各方面的工作起着或正或反的影响。

（2）医院文化内涵

随着医疗卫生体制改革迈向纵深，经济全球化不断加剧，医院作为经济社会中的单体细胞，不仅要遇到外来思潮的冲击，所有制和经营形式也在发生着巨大变化，国家、集体、个人等多种所有形式并存的现状，以及逐渐完善的市场经济体制，都为医院的发展带来了前所未有的挑战。我们应该清醒地认识到，追求先进文化是解决发展难题的有效手段。优秀的经济个体之所以能够战胜落后的个体，就是因为先进个体文化比落后个体文化更能适应社会发展的要求，更具有生命力。作为医院思想政治工作内容的重要部分，医院文化建设越来越受到管理者的重视，并把它放到与医院可持续发展密切相关的战略高度。救死扶伤、满足人民群众的医疗卫生需求是医院永恒不变的主题，也是医院核心价值观的体现，同时，通过文化建设形成一种积极向上的凝聚力、原动力，全体员工衷心认同和共享这个核心价值观念，员工的积极性、主动性得到激发，基本思维模式和行为模式得到启发，一旦违背了就感到不舒服，而且这些思维模式和行为模式，还应该在新老员工的交替过程中具有延续性、保持性和延伸性。

2. 医院文化的特点

医院文化是社会文化中的重要环节，因此，其既具有社会文化中的普遍性，又具有自身行业特性。

（1）人文性

由于医院服务对象和服务主体都是由“人”组成，因此发挥医院人文性的实质就是要坚持“以人为本”。一方面要紧紧围绕“以患者为中心”“以健康为中心”的服务理念，满足患者对医疗服务的全方位需求；另一方面则要“以职工为中心”，关心职工生活，实现目标价值，充分调动广大职工的积极性，促使他们积极参与到医院发展建设中去。

（2）继承性

医院文化是在医院发展过程中经年累月沉淀的结果，是医院决策层结合当地民族、文化等特点，不断适应外部复杂环境、满足职业发展需求，不断改革完善的缩影。文化继承不仅是对物质文化的保留，还是对医院发展理念，文化精髓的传承。文化继承是医院发展的前提，医院发展则是继承的必然结果，二者是同一过程的两个方面。

（3）实践性

医院文化的实践性表现在医学实践和社会实践是医院文化产生、继承和发展的基点和源泉，医学实践是沟通和统一医院主体与客体、主观与客观的唯一途径。医学实践和社会实践又是验证医院文化性状的评价尺度。正确并且成功的医院文化，在实践中能有效增强群体凝聚力和形成大家认可的群体意识，会成为医院群体的精神动力，促进医院文化实践各个项目的实施。

（4）创新性

医院文化建设作为医院管理的重要组成部分，在其形成发展过程中必然受到国家方针政策、科学技术、时代背景等方面的影响。首先，医院为适应社会发展，提升自身竞争

力，就必须与时俱进，不断更新医院管理理论，在医院文化建设中寻找突破；其次，医院文化的缔造者和传播者是“人”，人的思维理念随着时代的变化而变化，这种变化会在不知不觉间转化为文化形式和载体的创新，为医院文化注入了新的活力。

（二）医院文化运行

1. 医院文化建设内容

（1）医院核心价值观

核心价值观是人们对事物的基本看法，是一种普遍认同的价值观念和价值取向。而医院核心价值观则是针对医院这一特定群体而产生的共性价值理念。医院核心价值观决定了医院的基本特征，是医院文化的核心。作为医院群体的共同信念和价值追求的核心价值观，是医院在多年经营管理实践的基础上，对其经验进行理性的提炼加工而形成的。

建设要点：医院核心价值观是医院发展历程与自身特色高度结合的产物首先，回顾医院发展历程，总结发展经验，根据医院目标定位，归纳医院价值理念；其次，充分调动广大职工积极性，确立科室（团队）层面的核心价值观；最后，整合医院、科室（团队）等各个层面内容，将其升华为全院共同认知。

（2）医院愿景规划

愿景规划，即医院发展目标和工作实施计划。愿景是医院根据自身定位，对发展方向、规模、层次、标准等因素的综合预期，是医院与职工的共同理想。而规划则是实现愿景的具体做法。科学制定愿景规划，为医院发展和管理提供了总体思路，也是医院迈向精益医院的必由之路。

建设要点：首先，综合评定医院各项指标，客观分析发展优势及短板；其次，广泛调研国内外同类医院发展情况，明确自身定位；再次，鼓励广大职工积极参与；最后，科学制定愿景规划。

（3）医院精神

医院精神是全体职工在长期的医疗实践中逐步形成并为全体职工认可和遵循的群体意识，它表现为共同的价值取向、心理趋势、行为方式、精神风貌等，是激发职工奋发向上的无形力量，是医院发展的灵魂和动力。医院精神必须建立在广大职工的共识之上，往往通过制定“院歌”“医院誓言”“院训”等多种形式表现出来，在职工中加以宣传，使其内化于心、外化于行。医院精神具有普遍性和特殊性。普遍性是指医院精神在责任感、使命感等主流思想方面具有一致性；而特殊性则是指，主体不同内容也不相同，医院精神是医院个体自身特色的集中体现，是结合自身发展历程和某一特定群体的意识衍生而来。就功能而言，医院精神对内发挥引导、凝聚、激励等作用，对外起展示、辐射等作用。

建设要点：首先，坚持开放原则，从国内、业内、组织内等多维角度，广泛吸收先进主流思想作为基础；其次，结合医院发展轨迹及在此过程中涌现的先进思想，将其归纳升华形成理论；最后，在广大职工中大力宣传教育，深植其心，达成共识。

（4）医院道德

道德是医院意识形态领域的重要组成部分，是精神文明建设的关键环节，也是职工的基本行为规范。它是梳理个体、集体、社会之间及相互关系的行为规范的总和。医院的管理、医疗等行动均是建立在医院道德基础之上的，医院道德则对医院活动起规范、制约的作用，规范、制约着医院活动的道德方向及道德责任。医院道德主要包括道德理想、道德原则、道德规范和道德范畴等内容。医院的道德理想是“全心全意为人民服务”；道德原则是“以患者为中心”；道德规范行为标准是“救死扶伤，实行革命的人道主义”；道德范畴是反映和概括医院活动中道德现象的一些基本概念，如医院及医院员工行为的善恶评判、义务责任、良心评价、荣誉和幸福观念等。医院道德根据医院种类不同，在具体要求上也有所不同，但与医院整体发展目标一致。

建设要点：首先，加强理论武装，紧跟先进思想，培养正确的道德观念，夯实医院道德建设基础；其次，建立医院道德体系，明确道德标准；再次，加大宣传教育，使医院道德根植于职工内心；最后，合理利用考评奖惩，扩大医院道德影响。

（5）医院制度

医院制度即医院的规章制度和政策法规，是医院为了维护正常运转，保证各项医疗和管理活动的有效运行，依据政策法规等内容制定的具有约束力的内部文件。它不仅是医院科学化发展的必然要求，也是衡量医院标准化、规范化水平的重要因素。当前，人们关于法治和制度管理的认识已逐步走向成熟，科学化管理理论不断更新，医院应坚持创新、协调、绿色、开放、共享的发展理念，以系统论为指导，以医疗质量控制为核心，依照国家大政方针和医疗工作的客观规律，结合医院实际，不断对医院制度进行修改和完善。通过制度建设，把科学管理变为全体职工的自觉行动，继而提升职工综合素质，使个体行为与医院发展融为一体，在约束内部职工行动的同时，演化为凝聚人心，刺激医院发展的有效因素。

建设要点：首先，引用科学理论，结合医院自身实际，设计科学合理的制度体系；其次，按照规定，严格执行制度内容；再次，根据 PDCA 建设原则，有效利用执行结果，及时反馈；最后，坚持与时俱进，不断健全更新，保证制度科学性和严谨性。

（6）医院形象

医院形象是社会公众对医院总的看法与评价，是医院综合服务水平与能力的外在体

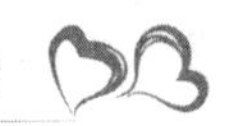

现，也是医院经营管理和精神文明建设的双重需要。医院形象主要包括质量形象、服务形象、技术形象、职工形象、设备形象、环境形象、管理形象、医德形象和公益形象等。在建设过程中，具有综合性、可变性、传播性、无形资产性和整体性的特征。医院形象是医院文化的外化，是医院文化在传播媒介上的映射。换言之，医院形象是医院硬件和软实力的综合反映。良好的医院形象能有效增强医院向心力，扩大辐射影响，提升品牌影响力。

建设要点：一是坚持以公众利益为核心的建设原则；二是坚持与经济社会发展相协调的原则；三是坚持实事求是的原则，塑造公信力；四是坚持引用科学理论和科学事实做依据；五是坚持医疗服务为中心的建设原则，打造医院品牌。

2. 运行措施

加强医院文化建设关键在于抓计划、执行和考核三个关键点，科学设置各个环节，是推进医院文化建设的重要前提。

（1）统一建设目标，加强宣传教育，落实工作计划

围绕医院使命与战略目标，分解工作目标，确立以发展战略为主导，文化建设为中心的工作原则，坚持文化建设服务医院发展大局的工作思路，为文化建设各个环节的全面展开指明方向。

拓宽宣传途径，强化宣传效果。加大文化建设辐射范围，组织专业宣讲团队，利用党委会、大周会、支部大会等平台，在全院上下广泛传播文化理念，全面解读文化建设年度要求。同时，以医院网站、QQ 群、微信群、微博等为载体，多角度拓宽宣传路径，确保“宣传无死角、职工全知晓”。

（2）加大考核力度，科学构建指标

在文化建设考核中积极引入绩效管理概念，提升科学化管理水平。

加强考核领导小组建设，首先，及时更新领导小组成员构成，避免因退休、外出学习、交流而产生的考核工作无人管、无人抓的局面；其次，将文化建设成果作为领导小组成员个人年终考评的重要依据，使考核主体真正发挥出应有的作用。

360 度绩效评估，是当前绩效管理中最常用的评估方法之一，其核心思想在于通过对“上司、下属、同事、部门、本人”五个方面进行测评，从而达到科学考评的目的。因此，在考核主体构成中，除院领导、部室主任外还应加大职工参与力度，适度吸收临床一线岗位具有代表性的职工，使考核更具公信力，同时，也能进一步加深党建考评体系与医院建设间的联系。

积极开展专题培训。建立“党委中心组学习、党务干部交流、中层干部培训、党员自学”四位一体的培训模式，邀请绩效管理专家对考核主体定期开展专业授课，不断提升考

核队伍专业化水平，确保考评结果的科学性。

建立健全考核评价体系，科学设置标准，合理分配权重，开展绩效考核。

增强结果应用，健全考核机制，狠抓考核反馈。科学应用考评结果，是健全考评体系的关键环节。其一，建立考评结果与绩效工资、职称评定、干部选拔等直接挂钩的管理机制，搭建党办、人事、财务等多部门联合的管理平台；其二，将文化建设考评纳入全院绩效考评体系，“优秀党员、优秀党务工作者均应在院内绩效考核中被评为优秀的个人中产生”；其三，建立反馈申诉制度，摆脱“考官定等级”的发展困境。

二、医院文化档案

（一）医院文化的概念

医院文化是指在社会文化和现代意识影响下所形成的具有医院特征的群体意识，是为全体医务人员所认同的行为准则和所奉行的价值观念，是企业文化在医疗服务行业的一种形式，是社会道德和职业特征的表现。

（二）医院文化的功能

1. 导向功能

医院文化规定了人们行为的价值取向，也就是对医院共同利益的选择和取舍，医院的全体工作人员通过具体的行动表述医院文化的内涵，使员工的行为表里如一。

2. 约束功能

医院文化首先通过制度表述强制性地约束员工的行为，进而通过长期反复的宣传和教育，使医院的价值观和服务理念变成员工的自觉认识，自觉约束自己的行为。

3. 同化功能

文化要素组成了组织团结的工具。新员工进入到医院，首先感受到的是医院文化产生的潜移默化的影响。由于群体的共识和个人的从众心理，员工个人会采取与群体的价值取向相一致的行为。

4. 凝聚功能

医院文化是一家医院特有的价值观和精神理念的表述，可以使全体员工产生对目标、原则、观念的认同感，实现目标的使命感，以及对集体的归属感。这些主观感受是员工对

自身工作感到满意的必不可少的影响因素，可以给员工以荣誉感和自信心，使大家在工作中心往一处想，劲往一处使，团结奋斗。

5. 激励功能

共同认可的组织文化可以提高工作绩效，医院文化促进经营业绩的原因在于：第一，在专业化程度很高、分工复杂的世界中，很难做到协调一致。医院文化能够带动员工树立明确的目标，并在为此目标奋斗的过程中保持一致的步调。第二，医院文化能够在员工中营造出非同寻常的积极性，成员贡献的价值观念和行为方式使得他们愿意为组织出力。第三，医院文化还提供了必要的组织结构和管理机制，从而产生了一个合适的、有利于激发创造的压力水平。

6. 调节功能

一个医院里的全体员工由于年龄、性格、家庭背景、文化水平等各个方面的差异，不可避免地会在工作中产生这样或那样的矛盾，在共同的医院文化作用下，员工可以求大同存小异，用最符合医院的价值观、最有利于医院的方式解决工作中的矛盾和冲突。

7. 辐射功能

医院希望与患者保持长期的服务合作关系，而医院文化恰恰可以通过各种途径影响到就诊的患者和医院所在的社区，在患者及社区中树立鲜明的医院形象。

（三）医院文化建设的原则

第一，坚持实事求是，一切从实际出发的原则；

第二，坚持可操作性的原则；

第三，坚持群众路线的原则：

第四，坚持实践的原则；

第五，坚持扬弃的原则；

第六，坚持领导以身作则的原则。

（四）医院文化的表述

1. 医院文化的理念表述

医院文化的理念表述是用具体的语言将医院的价值观表述出来，而非抽象的、概念化的口号。价值观的具体而富有个性的表述可以起到两方面的作用：一是使文化理念在全体员工心门中形成一个实实在在的概念，真正成为凝聚人心、支配行为的自觉意识；二是使员工产生与众不同的自豪感和归属感，使员工在整个行业的激烈竞争中保持旺盛的精神。

2. 医院文化的制度表述

在文化的理念表述与制度表述之间，人们最终会服从于制度表述的要求，而放弃与实际行为不符的口号。要实现医院文化的正确的制度表述，关键是要使制度对员工行为的导向作用与医院文化的内涵一致，即做到规章制度的表里如一。

3. 医院文化的形象表述

医院管理者通过各种规章制度向员工传达文化层面的要求和导向，同时文化的形象表述向患者以及患者家属传达医院的文化理念。医院文化的形象表述包括医务人员的服装、标牌，医院环境的色彩、风格等。

（五）医院形象设计

1. 企业形象识别系统的概念

所谓 CI 战略，是指在对市场环境及企业内部进行充分的调查和研究的基础上，分别对企业的理念、行为、视觉传递三部分进行系统的、规范化地策划和设计，并制定 CI 手册和进行 CI 发布（对内和对外），据此持久地、一贯地予以执行的策略。其成功实施的必然结果是使内部员工和外部社会群众对该企业产生一致的认同感和价值观，从而创造出最佳的经营环境。

2. 形象识别系统的内容

（1）理念识别

如目标、信念、宗旨等内在品质与精神。医院理念设计是对医院精神、价值观、目标等观念性的又能体现医院个性的内容进行浓缩，通过简洁、精练的文字表述出来。

（2）行为识别

如机构、制度、奖惩、公关、宣传等，是贯彻理念的一切行为与态度的动态体现。医院行为设计主要包括医院的管理体制（权利行为）、各种制度（员工的行为规范，如医院用语和对员工的奖惩）及医院各项文化活动。

（3）视觉识别

如名称、标志、环境等，是贯彻理念的一切视觉信息传递的静态统一。医院视觉设计是医院经营理念的外在表现，医院理念是视觉识别的精神内涵。

3. 医院形象设计的原则

第一，系统性；

第二，长期性；

第三，以医院理念为核心；

第四，人性化；

第五，与法律规定不相抵触。

第二节 医院文化建设的构建

一、医院文化建设改进措施的制定

（一）措施是责任的载体

制定一份可行的系统改进方案，对即将开始的医院文化改进工作能否顺利并有效开展具有决定性的作用。根据医院文化诊断呈现出的方便、服务、管理、环境、礼仪五个方面存在的问题，每一个问题都要提出具体的改进措施。

需要强调的是要让全体员工，特别是各级领导知道医院文化建设是一个很大的系统工程，见到实效的首要因素是一套解决问题、提高水平的系统措施，有了措施，责任才能找到载体，接下来通过考核落实责任，措施就会一条条地得到落实，医院文化建设水平才会日见成效，这就是做好一件事情的基本逻辑。

制定改进措施要坚持满足患者需求原则、符合行业标准的原则、执行地方行政管理部门要求的原则和切实可行的原则。

在解决患者看病方便问题上，主要的思路是提供便捷措施、改善服务流程；制定提高服务水平的措施重点在规范服务；制定改善管理的措施关键在执行和落实制度；制定改变环境措施的重点在于提供和完善环境改造；在提高整体服务礼仪上，关键在于强化培训和严格考核。

成立文化改进措施领导小组是一个好办法，按照体验分类和感觉分类，医院相关高层管理者和职能部门负责，动员全体员工参与提出改进措施，最后汇总、整理、分析、补充和完善，形成分阶段达成医院文化改进目标的系统方案。这个办法既是全面提升医院文化建设水平的教育过程，也是全面自我检查、全面提出改进措施的过程。

（二）方便环节的改进措施

不断给患者提供便捷的医疗卫生服务是一个永久的课题，随着科学技术的发展，特别是互联网和智能化的发展，提供便捷的医疗服务在内容和形式发生了根本性的变化。

就患者而言，到医院就医是首要环节，预约挂号是患者面对的第一个难题。理想的状态下，一个医疗服务体系，如实施分级诊疗，预约挂号环节在社区即能完成，随着 AI 医疗技术的发展，预约挂号的患者将会大大减少，大医院的门诊量将会出现崩塌。但就目前而言借助互联网技术的预约挂号仍然是解决问题的主要手段。

其次，就医过程的所有环节中都有方便与不方便的问题，例如缴费环节、问诊环节、取药环节、结算环节、转科环节、复诊环节等。如何在每个环节中持续提供方便快捷的服务是所有医疗机构必须长期思考的问题。

一家医疗机构在咨询服务过程中发现，该机构区域居民知晓率较低。医院居民知晓率低是患者就医的最大不方便，不知道此处有医院。为尽快提升该机构的区域居民知晓率，提出以下 12 项具体措施。

第一，根据院内宣传资料的新旧完整程度，做好及时的更新工作；

第二，院外发放有关的宣传资料（医院简介、专家介绍、科室简介、科室特色、新开项目介绍、健康知识宣传、急救电话等）；

第三，在服务区域内，定期进行义诊活动，同时发放宣传资料；

第四，与区域内的乡镇卫生院、药店、诊所、社区服务中心、村医等渠道人员加强交流沟通，放置医院宣传牌；

第五，对住院患者、门诊患者以及急诊科患者进行回访；

第六，通过广播、电视、报纸、网络等媒体手段让居民了解医院；

第七，宣传微信公众号，举办微信推广活动，服务之星评选，微电影等：

第八，医院职工 QQ 空间、QQ 群、微博、朋友圈宣传；

第九，患者口碑宣传；

第十，每个科室建患者交流群，定期召开患者交流会，并邀请相关职能科室参加（医务科、护理部、总务科、服务部、医院文化管理部门等职能科室或者院领导）；

第十一，专题健康知识讲座；

第十二，区域主要路口设置路牌，附带医院电话、网址、微信二维码。

（三）服务环节的改进措施

服务是患者体验中最重要的环节，贯穿于医疗服务过程的方方面面。

降低年度医院盗窃投诉事件发生量改进措施：

第一，加强安保管理，制定安保人员巡视制度；

第二，安保人员白天、夜晚加强对医院的巡视检查，发现可疑人物要及时盘查询问；

第三，完善盗窃记录，有盗窃事件发生时，配合有关部门积极处理；

第四，向患者进行入院宣教时，要提醒患者注意保管好贵重物品；

第五，完善监控系统，在不涉及患者隐私的情况下，对医院全方位进行监控。

（四）管理环节的改进措施

提高管理水平的措施根据影响目标改进因素的多少划分，可以分为单一性措施和系统性措施。所谓单一性措施是指针对影响因素较单一的某种现象而制定的简单易执行、见效快的改进措施；系统性措施是指针对影响因素较多且复杂的某种现象而制定的系统性、需要长期坚持才能取得效果的改进措施。

我们会经常看到一些医疗机构的社交平台网站更新极差，几个月甚至一年多都不更新内容，在信息化的时代，互联网服务窗口是关闭的，这是严重的服务质量差的问题。其问题根源在于责任不明确、制度不健全、考核走形式，通过加强管理就可以收到立竿见影的效果，这类措施就属于单一性措施。

涉及医疗服务过程的管理很多，例如降低120急救被投诉率，则需要制定较为系统地提高120急救服务水平的措施，涉及技术水平、沟通技巧、严格考核等内容，需要长期不懈地努力才能提高服务水平，得到患者及其家属满意的评价，这类措施就属于系统性措施。

降低120急救被投诉率措施：

第一，维持并加强，制定120急救人员管理制度；

第二，组织120急救相关人员进行定期的业务学习，如技能培训、服务培训、医患沟通技巧培训等；

第三，急救人员在急救过程中尽量多地与患者及家属进行沟通说明情况，争取患者及家属的认可；

第四，所在科室科主任及护士长要对相关人员定期考核；

第五，若有投诉须做好相关登记，并及时做好调研处理及反馈工作。

（五）环境环节的改进措施

制定改善医疗环境的措施，往往需要动用资金，有短期措施和长期措施之分，有投资多和少的问题，还有自主解决和依靠政府解决的问题。

医院附近是否有减速带，医院门口是否有斑马线，如果没有，则需要和政府有关部门提出建议来改善。特别是区域的主要医疗机构附近的道路要有道路引导标识，以方便居民迅速找到医疗机构。这样的事情本应是政府的民生责任，但是在中国有些地区的行政管理部门却不允许，将应承担的民生责任和医院做广告混为一谈，反映了个别地方政府民生意识差、执政水平低，遇到这类的情况则需要医疗机构反复向有关行政部门讲道理，直至解决问题。解决类似问题有时很简单，有时极其复杂，起决定因素的往往是有关行政部门的民生意识和办事效率。

解决环境问题更多是医院内部的事情，例如住院病区的噪音分贝是否超标，治理噪音有时会感觉很难，实际上只要想办法、加强管理或者采取必要的改造措施都是可以得到解决的。

医院降低噪声改进措施：

第一，所有医院工作人员都要养成在工作场所轻声说话的习惯，对发生高调人员进行排查，提出特别提示和要求；

第二，科室医护人员及时提醒患者家属不要在病区内大声喧哗，保持病区安静；

第三，护理人员在入院宣教时要告知患者及家属不能在病区内喧哗、打闹，以免影响他人休息；

第四，医院文化管理部门不定期分时间段在科室测试声音分贝，时间段选择参考（10：00、16：00、22：00）。

（六）礼仪环节的改进措施

医院礼仪更多的是指医护礼仪，医院整体礼仪水平不仅反映一家医院的管理水平，更重要的是反映了医院和社会、医院内部人员之间的和谐关系。关系和谐可以化解很多外部和内部的矛盾，关系和谐可以形成良好的社区关系，关系和谐可以形成心情愉悦的良好工作氛围，正能量自然会释放出来。所以医院礼仪不是可要可不要的事情，是一定要而且要长期做好的事情。

提高医院整体礼仪水平关键措施首先是制度化的长期培训，其次是标准的确立和考核。

提升礼仪水平不是一两次培训就可以解决的事情，培训的内容涉及交往、形象、语言、行为、微笑、推车、持夹、端盘等方面，培训的人员范围一定是全员。

培养内部培训师是一个好办法，医院人员时有变动，医疗机构要培养自己的培训师，当医院有新人加入时，岗前礼仪培训是必不可少的。

医院提高导医微笑率措施：

第一，加强服务礼仪与言行规范的培训；

第二，科室业务学习时间抽 10 分钟共同练习“专业微笑”；

第三，在科室放一面更衣镜，镜子上贴上一个笑脸，并标上“今天我笑了吗?”六个字；

第四，工作中互相提醒，微笑服务患者，小组长每天负责检查，并列入绩效考核；

第五，回家对着镜子练习“专业微笑”。

二、医院文化建设的实施

成功的组织大多都会在方案的执行过程中显示出强大的推动力，无论方案执行的难度大小。医院文化建设方案的实施首先取决于领导对于医院文化建设对医院发展影响程度的认识。院领导如果意识到医院文化建设属于战略层面的顶层设计，就会坚定不移地落实好医院文化建设的各项措施，并且在落实的过程中不断地寻求更高水平的医疗卫生服务。相反，就会在医院文化建设的实施过程中，表现出计划被束之高阁、职能被严重削弱、考核形同虚设、落实可有可无，到头来一场医院文化建设活动以轰轰烈烈开头，以偃旗息鼓销声匿迹结尾，当然我们要的是医院文化建设的持续改进，绝不是昙花一现。

(一) 赋予医院文化管理职能

重大的战略任务必须赋予明确的管理职能，不能成为有关部门的兼职工作。所谓兼职是指在主要工作之余或者闲暇时间所做的工作，对完成主要工作而言是不重要的工作。

医院文化建设是一件涉及不断提高医疗服务水平的、具有持续性、系统性和社会性的重要工作，绝不是一项兼职工作，需要赋予明确的管理职能，需要成立一个文化管理办公室对医院文化进行管理，这是实施医院文化建设的首要任务。

医院文化管理部门工作职责：

第一，拟定各阶段医院文化建设工作计划，制订全院文化建设指标体系、执行标准和评价方案；

第二，通过多种方式强化职工“患者至上”医院文化理念和相关指标，如微信群指标讲解、会议强调；

第三，对全院各科室文化改进的落实情况进行检查、反馈，提出整改建议并协助各科室落实；

第四，制定并组织实施必要的服务质量培训、医院文化建设培训；

第五，每月组织 QC 小组会议，进行评优结果汇报，各科室文化落实小组经验交流分享等工作；

第六，对全院各科室的文化改进工作进行答疑解惑、组织交流、指导各科室不断完善；

第七，对每月的出院患者和门诊患者满意度进行必要的抽查或电话回访，以了解科室服务情况，并做好记录；

第八，对调查发现的患者感受明显不好的环节或出现问题的环节进行记录汇总，拟定改进提升工作计划，并监督相关科室和个人进行落实改进；

第九，每年组织文化节相关活动至少一次；

第十，其他与文化建设相关的工作。

（二）医院文化建设的组织形式

任何一项工作的推进都必须有相应的组织形式作为载体，特别是医院文化建设工作，只有具备相应的组织条件才能使医院文化建设工作成为管理工作的常态，不因没有落实各项措施的载体而流于形式。

几年来我们不断为优化医院文化建设的组织形式进行研究和实践，总结出较为有效和适合的医院文化建设组织形式。

首先要成立医院文化建设委员会，其主要职能是负责对医院文化建设的统一领导、指挥和协调。这是因为医院文化建设有别于医院的医务管理、护理管理、感控管理、质量管理等职能管理，文化建设涉及的问题更加广泛，是更侧重于从患者的感受出发而进行的管理。特别是新的医院建设已经脱离了过去那种更多从意识形态方面进行的说教式的管理，体现出来的是方方面面需要改善的服务措施，都是一项项具体的工作任务，过去的任何一个职能部门都不可能兼职做好。

明确院长作为医院文化管理委员会第一负责人，组建医院文化专职管理部门作为管理委员会的常设部门，就形成了第一层的管理组织。

第二层的管理组织主要是基于落实各项措施的部门责任体系划分，在下一节中进行介绍。

第三层的管理组织主要是在有关部门和临床科室中得以体现，在员工数量较多的临床科室和有关部门成立 QC 小组，根据医院文化建设落实的措施，开展和推动医院文化建设，由此体现医院文化建设需要全员参与。例如在内科某科室，将所有医生和护士分成五个 QC 小组，即方便、服务、管理、环境、礼仪。QC 小组的管理内容随着时间的推移，

采取轮换制，这个阶段重点是“方便”内容的改进，下一个阶段轮换为“服务”的内容，以提高员工对医院文化建设的全面认识，使每一个员工的思维更加活跃和富于创新。

（三）基于改进措施落地的责任清单

基于改进措施落地的责任清单是医院文化建设实施中最重要的部分，将医院文化建设的细分职能落实到医院有关职能部门，一般情况下按照患者体验的方便、服务、管理、环境、礼仪五个方面进行划分，如表3-1所示，这家医院将医院文化改进的1 196条措施分别按照患者体验分类将责任落实到各个部门。

表3-1 医院按体验改进措施落实表（条）

序号	责任部门	按体验改进措施数量					总计
		方便	服务	管理	环境	礼仪	
1	临床各科室	5	164	111	21	30	331
2	总务科	44	22	16	72	—	154
3	服务部	81	17	2	8	—	108
4	急诊科	8	42	34	4	5	93
5	门诊部	10	51	16	—	3	80
6	医技科室	36	12	4	2	12	66
7	护理部	4	16	18	4	20	62
8	财务科	12	10	6	—	10	38
9	体检科	8	19	4	—	4	35
10	信息科	26	3	5	—	—	34
11	临床各科室、总务科	10	5	—	15		30
12	药剂科	10	4	4	—	7	25
13	康复科	—	16	4	1	4	25
14	全院	—	5	7	—	9	21
15	院办	10	—	5	—	—	15
16	医务科	5	5	4	—	—	14
17	ICU	2	6	4	1	—	13
18	医务科、护理部	—	3	5	—	—	8
19	手术室	—	1	5	2	—	8
20	临床各科室、服务部	—	3	3	—	—	6
21	保卫科	—	5	—	—	—	5
22	总务科、手术室	—	—	—	4	—	4

续表

序号	责任部门	按体验改进措施数量					总计
		方便	服务	管理	环境	礼仪	
23	总务科、设备科	—	—	4	—	—	4
24	各科室	—	4	—	—	—	4
25	医院文化管理部门	—	—	3	—	—	3
26	财务科、药剂科	3	—	—	—	—	3
27	护理部、药剂科、财务科	—	2	—	—	—	2
28	导诊、急诊科	—	2	—	—	—	2
29	导诊、挂号处	—	2	—	—	—	2
30	总务科、康复科	—	—	—	1	—	1
31	总计	274	419	264	135	104	1 196

医院中所有部门都可以在上表中形成以患者体验为核心的责任体系，而这些责任不是建立在一个空洞的“患者至上”概念上，而全部是具有极强的改进目标的具体措施。

表 3-2 是按照患者感受将 1 196 条措施进行的分类，从而表述了整体改进措施对患者感受的针对性。如表所示，1 196 条措施中有 29 条措施是针对患者触觉的，有 766 条措施是针对患者视觉的，有 91 条措施是针对患者听觉的，有 3 条措施是针对患者味觉的，有 4 条措施是针对患者嗅觉的，有 303 条措施是针对患者知觉的。

表 3-2　医院按患者感受改进措施落实表（条）

序号	责任部门	按照患者感受改进措施数量						总计
		触觉	视觉	听觉	味觉	嗅觉	知觉	
1	临床各科室	13	174	28	1	—	115	331
2	总务科	2	142	—	1	1	8	154
3	服务部	—	64	5	—	—	39	108
4	急诊科	—	53	15	—	—	25	93
5	门诊部	7	51	10	—	—	12	80
6	医技科室	—	27	3	—	—	36	66
7	护理部	2	50	3	—	—	7	62
8	财务科	—	28	6	—	—	4	38
9	体检科	—	15	2	—	—	18	35
10	信息科	—	25	2	—	—	7	34
11	临床各科室、总务科	3	17	—	1	3	6	30
12	药剂科	—	11	6	—	—	8	25

续表

序号	责任部门	按照患者感受改进措施数量						总计
		触觉	视觉	听觉	味觉	嗅觉	知觉	
13	康复科	—	19	2	—	—	4	25
14	全院	—	16	5	—	—	—	21
15	院办	—	12	3	—	—	—	15
16	医务科	—	14	—	—	—	—	14
17	ICU	—	12	—	—	—	1	13
18	医务科、护理部	1	3	—	—	—	4	8
19	手术室	—	3	1	—	—	4	8
20	临床各科室、服务部	—	6	—	—	—	—	6
21	保卫科	—	—	—	—	—	5	5
22	总务科、手术室	—	4	—	—	—	—	4
23	总务科、设备科		4	—	—	—	—	4
24	各科室	—	4	—	—	—	—	4
25	医院文化管理部门	—	3	—	—	—	—	3
26	财务科、药剂科	—	3	—	—	—	—	3
27	护理部、药剂科、财务科	—	2	—	—	—	—	2
28	导诊、急诊科	—	2	—	—	—	—	2
29	导诊、挂号处	—	2	—	—	—	—	2
30	总务科、康复科	1	—	—	—	—	—	1
31	总计	29	766	91	3	4	303	1 196

以门诊部为例（表 3-3），按体验分类门诊部负责的改进措施共有 80 条，其中改进方便的措施有 10 条，改进服务的措施有 51 条，改进管理的措施有 16 条，改进礼仪的措施有 3 条；同时门诊部还很清楚在这 80 条改进措施中，有 7 条措施是针对触觉的，有 51 条措施是针对视觉的，有 10 条措施是针对听觉的，有 12 条措施是针对知觉的。于是形成了“门诊部基于改进措施的责任清单”，门诊部按照这份责任清单制定实施计划，落实措施。

表 3-3 门诊部基于改进措施的责任清单（条）

序号	感受体验	触觉	视觉	听觉	知觉	总计
1	方便	—	10	—	—	10
2	服务	7	32	10	2	51
3	管理	—	6	—	10	16
4	礼仪	—	3	—	—	3
5	总计	7	51	10	12	80

三、医院文化建设中的执行力

任何服务组织的成功都依赖于强有力的执行力，特别是那些成功的企业，年复一年、日复一日用强大的执行力书写自己的发展历史，在他们的在发展过程中，一定会不断遇到竞争对手的迅速模仿，甚至某些方面的超越，他们需要不断地变革和创新，保持自己的优势，以不被历史所淘汰。变革和创新需要执行力，固守传统的东西需要的是惯性，从这个意义上讲，为了未来而产生的新思想和新做法能不能产生作用，最关键的因素就是执行力。

（一）启动新医院文化建设需要信心

一项重大的改革当高层具有决心，基层领导和员工又有很强的意愿时，改革就能迅速展开，但这往往是理想中的事情，如图 3-1 第一象限所描述。

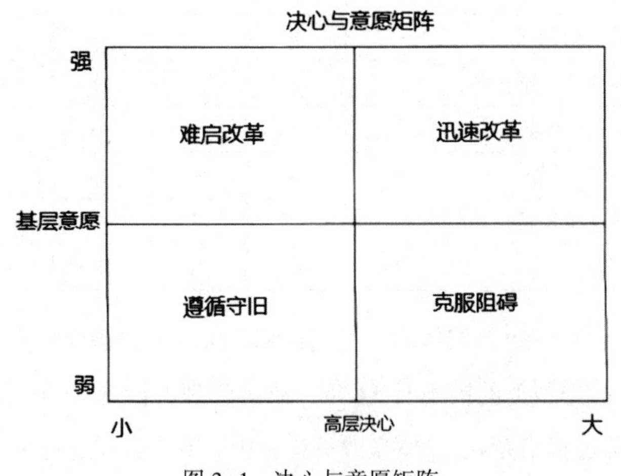

图 3-1　决心与意愿矩阵

第二象限告诉我们，当基层对医院文化建设改革的意愿很强，而高层决心不足时，医院文化建设难启改革，这就是群众是基础、领导是关键的具体表现。

启动新医院文化建设遇到高层领导没有什么决心，基层领导和员工也没有什么意愿，说明这家医疗机构死气沉沉，遵循守旧，已经失去为居民不断提供更高水平的医疗卫生服务的动力，这是我们不想看到的第三象限的医疗机构。

更多的情况是高层领导推动改革，作为基层领导或者员工一般情况下对新生事物的敏感性远不如高层领导。即使基层领导和员工对改革的意愿较弱，但只要高层领导决心大就能克服阻力，将新医院文化建设改革顺利启动，这就是第四象限所描述的。

（二）院长重视和医院文化管理部门领导执行力

启动新医院文化建设后，能否快速取得效果取决于高层领导重视程度和医院文化管理部门领导的执行力如何。新医院文化建设仅仅有高层领导的决心还不够，在具体实施过程中还需要有足够的重视，需要强调的是这是首席领导的责任，因为它是长期的带有战略性的工作任务。而新医院文化管理部门的领导的执行力也具有举足轻重的作用。

当高层领导重视，同时医院文化管理部门领导执行力又很强时，如图 3-2 第一象限所示，新医院文化建设会很快见效，而且表现出很强的可持久性。

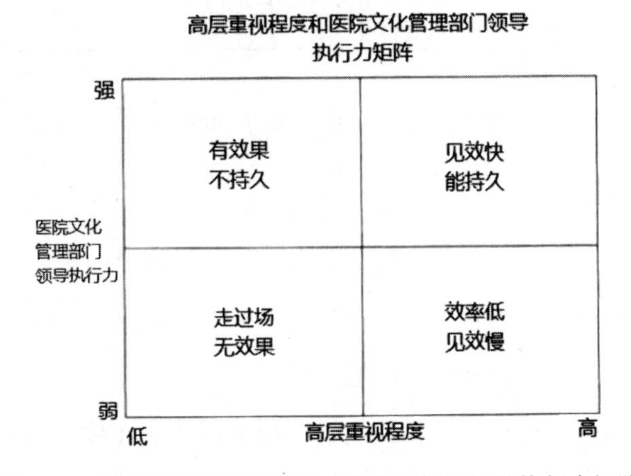

图 3-2　高层重视程度和医院文化管理部门领导执行力矩阵

第二象限表述的情景是，虽然医院文化管理部门执行力很强，但由于高层领导不重视，更多地表现出高层决策反应慢，部门之间协调不顺畅，医院文化建设会出现有效果，但不持久的现象。

第三象限是我们最不愿意看到的情况，高层领导不重视，医院文化管理部门执行力又很差，医院文化建设工作就变为了走过场。

第四象限出现的情况是需要避免的，表现为虽然高层领导很重视，但医院文化职能管理部门执行力太差，原因是选择医院文化职能部门领导出了问题。选择医院文化管理部门领导有两个最基本的条件，一个是对患者有爱心，能敏锐地体察到患者的需要和感受；二是要有很强的责任心，承担起不断落实各项提高服务水平措施的责任心。

（三）好领导要具备提出问题和解决问题的能力

基于医院文化现状的诊断和评估结果，需要制定出全面的医院文化建设整改措施，在不同的医疗机构中医院文化建设的措施有较大的差异性，这是由医疗机构原有的医院文化建设水平差异、员工整体素质的差异、各地风俗习惯的差异等所决定的，但“患者至上”

的价值观是一样的。提出一套切实可行的医院文化改进措施极其重要，这取决于医院各级组织的成员，特别是各级组织的领导者提出问题和解决问题的能力（图 3-3）。

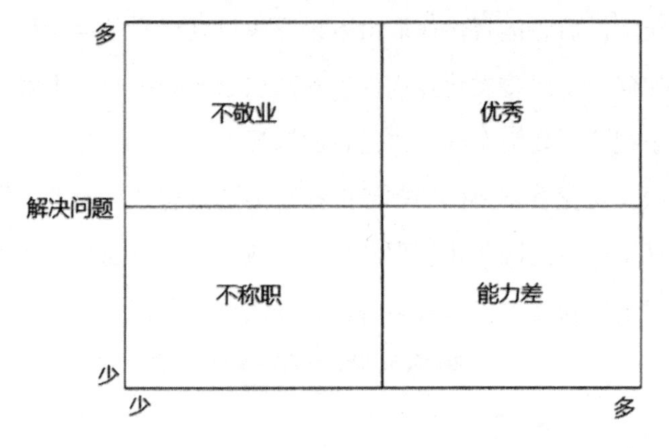

图 3-3　提出问题和解决问题矩阵

提出全面的医院文化改进措施，充分发挥全员参与的作用，QC 小组是一个好办法，但最终能否引导 QC 小组提出高质量的改进措施，各单位领导的素质和水平是关键因素。

一个能力素质很低的领导能带领出一群出色的员工，这是不可能的，具体地讲，就是要求各级领导有很高的提出问题和解决问题的能力。

我们最需要的是能提出很多问题，又能解决很多问题的领导，如图 3-3 中第一象限所示，这是一位优秀的领导。

如果提出的问题较少，但解决问题的能力较强，这种领导不是一个敬业的领导，如图 3-3 第二象限所示。

提出问题很少，又很少有办法解决问题，这一定是一位不称职的领导，是组织用人不当的结果，如图 3-3 第三象限所示。

当提出的问题比较多，但解决问题的能力差，这是领导能力差的具体表现，需要在提高能力上强化培训，尽快提高解决问题的能力，如图 3-3 第四象限所示。

（四）决心是所有实践的开始

决心是落实好各项措施的关键因素，落实医院文化建设的措施有多项，有一些相对简单和容易，有一些很有难度，无论是简单还是困难，完成工作的决心会将简单的变成困难的，将困难的变成简单的，图 3-4 决心和工作难度矩阵表述了这样一种关系。

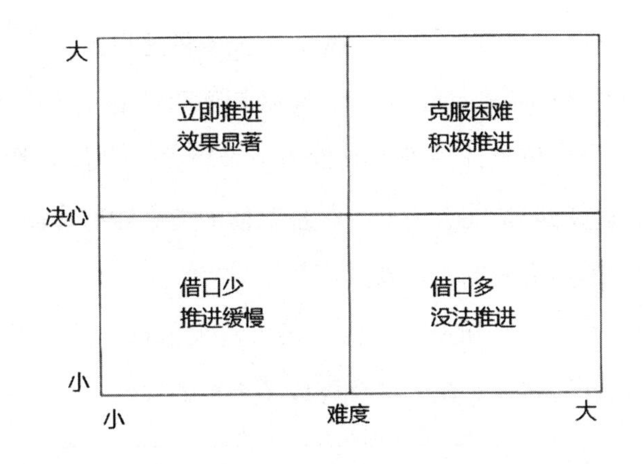

图 3-4 决心和工作难度矩阵

如图 3-4 第一象限所示，当一件工作难度很大，但完成这件工作的人有很大的决心，他们就会积极克服困难，遇到再大的阻力也不会中途而废，直到目标实现，这就是所谓的克服困难、积极推进。

而当一件工作本身难度不大，人们对完成这件工作的决心很大，我们看到的是这件工作被立即推进，并且很快能取得预期的效果，这就是图 3-4 第二象限所描述的情景。

当一件工作本身难度并不大，由于完成这件工作的人缺乏信心，他会找一些借口来描述完成这件工作的困难，当你认为某一项工作困难的时候，调动头脑中创新思维的潜能就会下降，或者是迫于无奈还要去完成这件工作，于是就出现了借口少、推进缓慢的情况，如图 3-4 第三象限所示。

这样的情况我们都会看到，一件工作难度很大，使得完成这件工作的人出现了明显的畏难情绪，他们会找出一大堆借口来表述这是一件不可能完成的任务，于是就形成如图 3-4 第四象限所描述的借口多、无法推进的状况。

在中国有一些基层医疗机构中设有“妇产科”，将妇科和产科混在同一个科室中，这种设置对妇科的发展很不好，一个根本原因是产科往往在接生新生儿时在时间上有很大的不确定性，在处理这些不确定的新生儿接生时就会动员科室的主要技术人员，其中包括主要从事妇科的医生，长期下来就会影响到妇科技术的发展。因此在医疗机构中要将原“妇产科”划分为“产科”和“妇科”。

（五）各级领导需要较高的情商

“情商”（Emotional Quotient，简写成 EQ）一词是 20 世纪 80 年代末 90 年代初由美国的几位心理学家创立的，至今没有一个权威的定义，总体来讲是对各种情绪的控制能力，自信、乐观、阳光、不急不躁、意志强是情商高的表现，相反情商较低。

一个微笑、一个眼神、一句话就能将对患者的关爱传递出去，营造出“患者至上”基本价值观的氛围，是医疗机构各个部门领导，特别是临床科室领导的基本功。一个部门领导的情商高低决定着这个单位整体情商的高低，很难想象一个脸上整天阴云密布的领导，他所在单位的员工们每天的心情能有多好，科室整体的情商能有多高。一个科室整体的情商温度冷暖，一定会传递给前来的患者及其家属。

图 3-5 表述的就是这样一项研究，作为一名科室领导我们最希望能拥有较高的智商，同时也拥有较高的情商，这样一定是一位优秀或者杰出的领导。

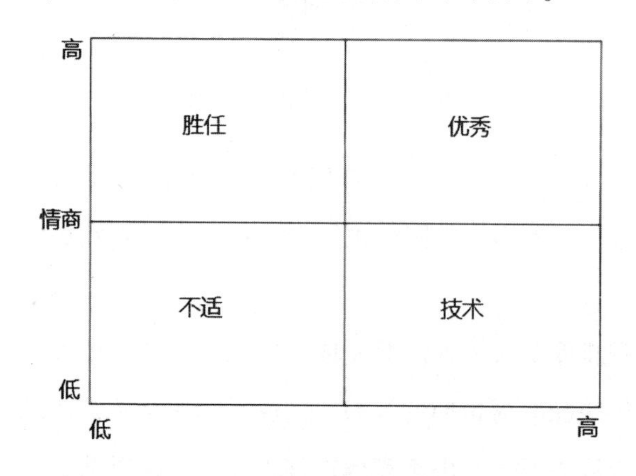

图 3-5　领导情商和智商矩阵

当智商稍低一些，而情商较高，这类的领导往往是胜任的，有研究表明，那些被认为工作绩效最好的人不是具有最高智商的人，而是那些情商较高的人。

当一个人的情商和智商都处在较低水平时，这个人不适合做领导，不太可能领导出一个好的团队。

一个人如果智商较高，情商较低，这个人做技术性的指导工作是可以胜任的，在一个团队中，最好不要将领导权交给情商很低的人。

（六）破坏制度的不是员工，而是领导

医院文化建设一定会带来很多服务患者制度的健全和完善，这些制度能否坚持下去，关键不是是否有人违反制度，而是领导是否破坏制度，这个研究成果不仅仅适合医院文化建设方面的制度，只要有制度存在的地方就都适合。

在执行制度层面，将违反制度和破坏制度分开是制度管理认识上的突破，于是形成了违反制度与破坏制度矩阵。

为什么在制度管理上将违反制度和破坏制度分开是一个认识上的突破？“违反”从词义上讲是“不遵守”的意思，其反义词为“遵守”，就制度而言，是让人们来敬畏和遵守

的，而“破坏”一词的含义是“摧毁”“毁坏”，两者是有很大区别的，这是因为一个人违反了制度，但是他并没有破坏这个制度，制度还在，破坏制度的只能是领导，是由于领导没有执行制度，使制度遭到了破坏。

当一个组织中员工违反制度的程度比较高，此时领导破坏制度的程度比较低，领导们都严格执行制度，这个组织中呈现的是“乱世重典”的状态。经过一段时间的严格执行制度，员工违反制度的状况得到了大大改善，大家都遵守制度，组织过渡，开始呈现出“健康发展”的状态。当组织中员工违反制度情况比较少，领导们对个别违反制度的人没有严格管理，破坏制度的程度升高，此时的组织处不太好的状态。如果组织中的领导继续让违反制度的员工放任自流，在领导破坏制度程度居高不下的情况下，势必形成更多员工违反制度的情形，于是员工违反制度的程度也高了起来，组织就进入了“一盘散沙”状态，一个组织到这种地步，已经无可救药。

这个矩阵告诉我们员工只能违反制度，破坏制度的是领导，在执行医院文化建设各项制度时，我们不愿意看到员工违反制度，更不愿意看到领导破坏制度。

第四章　人力资源管理

第一节　医院人力资源管理信息系统

一、医院人力资源管理信息系统的要素

（一）人力资源管理信息系统

人力资源管理信息系统从科学的人力资源管理角度出发，从岗位定员、岗位描述、培训、技能、个人信息、薪资和福利、各种假期、到离职等与人员个人相关的信息，并以一种相容的、一致的、共享的、易访问和检取的方式储存到集中的数据库中，从而将人员的信息统一地管理起来。其灵活的报表生成功能和分析功能使得人力资源管理人员可以从烦琐的日常工作中解脱出来，将精力放到更富有挑战性和创造性的人力资源分析、规划、激励和战略等工作中去。完整的历史信息记载了人员从面试开始到离职整个周期的薪资、福利、岗位变迁等信息。同时由于这类系统可管理较全面的人力资源和薪资数据，因而还可以生成许多综合性的报表供企业决策人员参考，如生成按岗位、学历、职称构成图表，人员配备情况的分析图表，个人学历、技能、接受过的培训等关系的分析，等等。

（二）人力资源管理信息系统的技术特点

人力资源管理信息系统是运用 SQL SERVER 数据库，POWERBUILD 开发工具等技术在微机网络上开发的。本系统是本着起点要高、功能要强的要求而开发的，功能上不但覆盖了现行人员管理各方面的业务工作，大大提高了工作效率，还实现了目前人工管理难以完成或未进行的某些工作（如各类人员的工资统计、各类人员分系统统计、图形分析、辅助决策等人工管理难度大的工作），从而使人员管理的综合管理职能及其作用得到更加充

分地发挥。

1. 覆盖面广

人员管理是现代企业管理的核心内容，因此，人力资源管理信息系统按照现代企业“以人为本”的管理要求，以充分开发和利用人力资源调动劳动者的积极性、智慧和创造力为根本目的，将人员管理、绩效管理、工资管理、社保管理、干部管理和人工成本控制等方面的管理活动按照其内在的联系组成一个有机的整体。它涵盖人事、劳资、组织、培训等人员管理部门的人事、劳动、统计分析等工作内容，并能全面反映人员的培训、考核、使用、待遇等方面所需要的信息以及可保证数据的完整性、编码的统一性及标准性。本系统分为机构管理、人员调配、人才开发、培训管理、工资管理、组织管理、档案管理、辅助决策等功能子系统。功能上各子系统又具有录入、修改、查询、统计、汇总、报表打印、数据导入、输出及维护等功能模块，各子系统划分界限分明，任务明确，且分级保密实行权限管理。

2. 实现了动态管理

作为信息管理系统只有采用动态管理技术对数据进行动态管理，才能及时、准确地反映事务，社会的实际参数。所以，数据的时效性是信息的生命，而流动的、不断更替地采集的信息源信息才有价值。为此，人力资源管理信息系统已部分实现了对人员各类信息动态管理的功能，以服务于人力资源的控制、管理、监督、反馈四个环节，形成实际、动态的人力资源管理信息系统。

3. 具有辅助决策功能

原来手工统计，周期长、处理慢，大部分统计是自下而上、封闭运转，使有的信息在加工过程中滞留、折耗，信息的价值降低。人力资源管理信息系统采用了计算机网络技术，借用通信技术加工信息，利用数据库技术、计算和统计方法，对人员信息进行专业加工，并可在局部范围内或限定范围内使统计的信息成为领导的决策依据。

4. 实用性与先进性相结合

人力资源管理信息系统在设计上坚持以实用为原则，避免人员对计算机管理不感兴趣或用计算机管理后仍不改变工作思路、工作方法而是“穿新鞋，走老路”的现象，从而逐步实现人力资源管理工作的现代化。

5. 具有网络共享功能

人力资源管理信息系统是一个综合性人员管理信息系统，已不再是一种“孤岛式”的管理系统，把人员管理的整个过程作为一个整体进行分析，从而实现数据一致，信息共享。

6. 可靠性强

人力资源管理信息系统犹如人员管理的神经中枢，它几乎管理、协调人员管理全过程，通过充分的调查、研究、论证等工作，在系统分析设计中客观、真实地反映了用户的需求，并选用了合适的开发方法和计算机系统软件去实现用户的需求，同时具备了必要的错误处理过程，尽可能地预防因用户的操作失误而产生系统的错误。

7. 易维护、修改且可扩充

由于管理信息系统和企业生存环境的多变性，任何的管理信息系统都将随着其运行过程会不断地要求进行维护，也包括修改和扩充功能。因此，为便于今后的维护，人力资源管理信息系统设计了大量的公用模块，公用函数等，各子系统均可通过继承公用模块来实现各自的功能，使开发的系统开发周期大大缩短且技术难度大大降低。同时，大量的系统维护工作可以在公用模块上进行，便于今后用户的维护、修改和扩充。

8. 界面友好，操作简单

人力资源管理信息系统的用户界面均采用 WINDOWS 图形窗口界面方式，各图形界面的大小、风格及字体的大小、用户界面规范标准且风格一致，各功能窗口的顶部均有该窗口的功能标识，窗口及窗口中的内容布局合理，符合用户的工作习惯，为用户提供了非常友好的人机界面，使不具备任何计算机知识的用户经过短期的培训就可使用本系统。同时，多页的录入界面方便用户进行数据录入，树形结构显示单位列表，使单位人员情况直观清晰，方便用户的日常操作，即使是初次使用者也不会感到陌生。

9. 安全性好

人力资源管理信息系统是一个综合性的人员管理信息系统，根据本系统用户的特点，为确保各子系统的安全可靠，避免各子系统的数据被破坏，本系统具有一定的安全性，本系统可从如下两点保证数据的安全性，一是具备提供用户作数据备份的功能，二是实施操作权限控制。

10. 快速、高效

计算机具有计算速度快、存储量大等特点，人力资源管理信息系统充分利用了计算机这一优点，使开发的系统自动化程度高。所有计算统计、汇总、排序、报表打印等均由计算机自动完成，从而使用户在编制各类人员资料时不需要查找任何资料，也不需要进行任何计算，大大提高了工作效率，并且减少了人工统计过程中的人为差错，提高了人员管理的科学性及准确性。

（三）人力资源管理信息系统的发展

1. 传统人力资源管理与人力资源信息化管理之间的关系

传统的人力资源也叫“人事管理”，是以“事”为中心，注重的是控制与管理人，属于行政事务性的管理方式。而现代人力资源管理以“人”为核心，是把人作为活的资源加以开发，人力资源被提到战略高度，强调人与事相宜，事与职匹配，使人、职能取得最大化利益。

与传统人力资源管理系统不同，人力资源管理信息系统是从“全面人力资源管理”的角度出发，利用 Internet/Intranet 技术与数据库技术，为人力资源管理搭建一个标准化、规范化、网络化的工作平台，在满足人力资源业务管理部门需求的基础上，将人力资源管理生态链上不同的角色（以医院为例，有院长、各部领导、人力资源管理、用人部门主任和工作人员）联系起来，使其成为实行“全面人力资源管理”的纽带，这一管理变革与组织内的其他变革一起，使组织内利用人力资源信息人员的范围更加广泛，并且使人们拥有更多获得管理人力资源信息的机会。人力资源管理信息系统同样支持采用外部信息模式来改善内部的人力资源运作，这样既节省了资金，又加强了对工作人员的服务。

人力资源管理信息系统最终解放了人力资源管理者的“双手和大脑”，使他们能把工作重心放在服务人员，支持领导层的战略决策上，放在最重要的资产——人员和人员的集体智慧管理上。人力资源管理信息系统不仅实现了人力资源管理的自动化，实现了与财务、物资、供应等系统的关联和一体化，而且整合了内外人力资源资源信息，并与人力资本经营相匹配，使人力资源从业者真正成为战略性经营伙伴，真正体现人力资源管理的战略地位。

2. 人力资源信息化管理的发展趋势

信息化人力资源管理的发展融于企业信息化发展的大趋势之中，作为企业管理的一场变革，它的发展将带动各个企业进入一个新的管理时代。

（1）资源整合与信息技术的发展结合越来越密

微电子技术和计算机技术的结合，提高了人类记忆、存储、比较、计算、推理、表述等信息处理能力。通信技术与计算机技术的结合，克服了空间地域对人类信息交流的限制，提高了人类进行信息传播和沟通的能力。这些信息技术极大地增强了人类处理和利用信息的能力，使企业的信息化活动全方位突破企业原先活动的地理界限、资源界线和管理界线，资源整合已成为信息化的发展趋势之一。

（2）信息化主题转向

信息化是当今世界经济和社会发展的大趋势，也是我国产业优化升级和实现现代化的关键环节，没有信息化就无法建立现代化的工业，我们的传统企业面临更新改造的重任，传统企业更迫切地需要以信息化带动企业的发展，通过信息化寻找新的企业发展契机。中国企业信息化这个滚动的“足球”正在从“技术半场”进入“应用半场”，即中国企业信息化的主导权正从 IT 企业（系统集成公司、电子商务中介公司等）转向传统企业，从技术转向应用管理。

信息化本身的特性决定了信息化影响的不只是 IT 企业，将从技术领先企业向更广泛类型的企业产生影响。信息本身的组成纷繁复杂，由组织结构、业务特点所确定的信息特点将他们自然加以分类集成，但大量复杂的信息数据并不是都能很快地被分类集成用于企业的各项生产管理决策。信息本身的时效性、复杂性又加大了这种区分的难度。在传统类型的企业中，日常的生产活动中发生的数据交换、所需的信息支持并不比 IT 类型的企业少，面对日益激烈的竞争，传统类型的企业迫切需要以信息化的企业管理方式，来提升企业的各项管理水平，辅助生产决策。

市场环境的变化加速了信息化趋势向传统企业的蔓延。战略是企业经营管理的主宰，它对信息环境的敏感与息息相关决定了从企业的经营战略到经营过程对信息的依赖，且也不仅从产品的品质、创新的发展对信息的质量提出较高的要求，更在目前越来越关注顾客需求以增强企业核心竞争力的市场环境下，把目光投向信息化建设，对信息化可能带给他们的帮助和变革给予厚望。任何企业都在新的经济时代跃跃欲试，而不只是信息化实现的先锋企业。

与信息化本身从点到线和面，信息化的范围也在不断地扩大和深化。交通、教育领域的信息化发展十分迅猛，除此之外，社区、医疗、零售、城建、体育等各方面的信息化建设也全面铺开。信息化建设成果在国内企业中得到初步体现。

（3）企业的各管理部门对信息化依赖程度加强

随着信息时代的到来，信息技术正在不断渗透到企业管理的每一个环节，企业的各管理部门越来越依赖信息化手段来实现企业各环节的管理。管理依赖成为信息化的一个发展趋势。

（四）人力资源管理信息系统的应用

人力资源管理信息系统（EHR）的概念是将先进的技术运用于人力资源管理，建立人力资源服务的网络系统，使人员管理流程电子化。人力资源管理信息系统可以缩短管理周期，减少 HR 工作流程的重复操作，使工作流程自动化，减少不必要的人为干扰因素。另外系统可以使 HR 部门从提供简单的 HR 信息转变为提供 HR 知识和解决方案，随时向管

理层提供决策支持，向 HR 专家提供分析工具和建议。

规划人力资源管理信息系统步骤：确认人力资源管理的发展方向和优先次序，确认系统的目标和可能会涉及一些变量，决定 HR 信息系统计划的范围和重点；建立系统运行模型，要获得管理层的支持，确认资金和其他资源的支持；设计解决方案。包括优化 HR 管理的流程，明确系统的功能和技术需求，设计、购买或租赁功能模块；实施解决方案。设计、安装系统，建立系统工作流程、用户角色、界面等内容；实施推广和效果评估。这包括开发新的功能和流程、应用、技术支持和维护，及系统的整体效果评估。

建立人力资源管理信息系统模型：需要制定人力资源管理信息化的策略，比如制定人员关系管理和 HR 服务模型等电子化的目标、策略和实施计划，这要从提高人力资源管理服务的质量出发，认真考虑如何为每个人员提供个性化的 HR 服务；考虑工作性质和信息化的水平，每个人员的工作环境和条件，是否可以随时方便地上网得到服务；从一个企业建立 HR 门户网站的角度出发来规划整个的信息系统建设，要使这一系统成为不同用户的垂直型门户网站；规划系统应该具备的功能，比如在线薪酬管理、绩效管理、招聘、培训、HR 评估、福利管理和不同用户的 HR 自我服务；要全面考察企业是否具备完整的系统运行环境，比如服务器、硬件设备、用户服务支持、数据处理和管理、流程控制等。

人力资源管理信息系统是人力资源管理理念的革新。对于 HR 工作者来说，人力资源管理信息系统减少了大量繁杂的行政事务，并不意味着 HR 从业者就一定能成为企业的战略伙伴角色。只有当人力资源管理的流程得以优化，企业内外用于人力资源管理的种种资源和供应商得以整合，HR 工作者才能从企业运作流程和工作关系上成为企业的战略合作伙伴。实施系统需要 HR 管理工作者重新设定自己的角色和目标。一套人力资源管理信息系统可以给用户提供更有价值的服务。首先，企业管理者可以迅速、准确地获得有关人员管理的信息，这可以使高层管理者明晰企业的人员状况、人才需求标准，有利于他们提高自己的人员管理水平；其次，对于人员来说，可以很方便地获得有关自己的考勤、薪资、培训记录等信息，并可以自己来维护这些信息，还可以实现在线报销、在线申请休假、在线查询等工作。

改进服务人力资源管理信息系统的关键在于管理者如何利用信息技术来改进对用户的服务。这些用户对象包括新老人员、经理、HR 工作者和专家、退休人员等。在数据层面的关键问题是，各种 HR 的数据是如何记录和保存的，以及这些数据和信息如何转化才能成为 HR 系统可以识别和利用的信息。在功能层面，需要根据企业人力资源管理的实际情况，规划实际有效的、能够产生价值的功能模块，比如招聘、培训发展、薪酬、沟通渠道、绩效管理、福利管理、时间管理、自助服务等。内部网络及互联网、语音服务系统和技术化客户服务系统是EHR的技术及数据核心。其上游是供应链系统，比如薪酬福利管理供应商、HR服务供应商、HR咨询供应商及其他HR供应商；在下游，也就是客户端，面对的是人员、HR管理者、企业高层管理者、退休人员等。因此，需要注重不同用户各方面的需求，提供个性化的服务及自助服务，具备全面的客户关系管理，统一业务处理流程以及整合供应链等。

二、医院人力资源管理信息系统的构建

（一）医院人力资源构建信息管理系统的必要性

随着我国医疗卫生事业的发展和进步，医疗卫生事业队伍不断扩大，职工身份呈现出一种多元化发展特征，医疗卫生事业人事制度改革不断深化，在这样的背景环境下，传统的人力资源管理模式已经无法满足当下需求。医院人力资源实现信息管理的必要性，具体表现为以下两点内容。

第一，人事工作效率需要进一步提升，更好地满足医院职工不断增加的现实状况。随着医院职工的不断增加，如何实现人力资源管理效率，使每一个医院职工能够在医疗卫生事业发展中发挥作用，是医院人事部门必须考虑的一个重要问题。传统的人事档案信息管理，无法满足信息量越来越大的人力资源管理要求，并且传统的人力资源管理模式，导致效率低下，在很大程度上限制了现代化医疗卫生事业的发展。因此，构建人力资源信息管理系统，成为当下医院发展过程中，必须面对的一个选择。

第二，适应当下医疗卫生事业人事制度改革不断深化的发展形势。为了更好地适应社会经济发展，医疗卫生事业进行了机制体制改革，在这样的背景环境下，医院人事制度改革也在进一步加强。人事制度改革的不断深入，涉及了很多现实问题，例如绩效考核、人员聘用等问题。针对当下医院发展过程中出现的新问题，尤其是绩效考核这一方面，必须提供有效的信息支持，信息的采集与整理，就显得尤为重要。传统的人事档案管理模式，难以满足这一要求，建立人力资源信息管理系统，发挥人力资源管理优势，在当下医院发展过程中，是医院人力资源管理的一个必然选择。

（二）医院人力资源信息管理系统构建的思路

医院在构建人力资源信息管理系统时，要注重对医院职工相关信息的录入，并对人事部门工作的重点内容进行区分，将相关内容加入到医院人力资源信息管理系统构建当中。

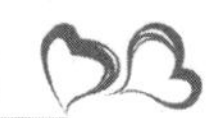

人力资源信息管理系统的建立，要注重把握以下几点内容。

第一，信息系统构建，必须坚持以实现工作效率为主。对现有人力资源管理系统主要内容进行分析，结合信息系统构建实际需要，将重要管理内容与信息管理相融合。

第二，注重对计算机网络技术的有效应用，建立专业化模块，实现信息资源共享。人力资源信息管理系统的构建，最为重要的内容就是对人力资源进行信息化管理，实现科学、高效的人力资源管理目标。

第三，人力资源信息管理系统应用过程中，要注重层级分明，并对人事档案进行有效管理，方便人事资料的查阅工作。信息管理系统要充分体现出自动化、智能化的管理效果，使人力资源信息管理系统更好地服务于医院发展需要。

医院人力资源信息管理系统设计时，还要注重以下几点设计原则：其一，稳定性原则，保证系统运行稳定，使人事资源信息管理系统更好地满足人事管理需要；其二，实用性原则，人力资源信息管理系统应采取友好型界面，更加方便对人力资源信息的查阅工作；其三，可扩展性原则，随着医院的发展和进步，人力资源部门将会不断扩大，对新信息的录入，就需要信息管理系统具有可扩展性功能。

三、医院人力资源管理信息系统的实施

（一）人力资源管理信息系统实施的主要内容

1. 人力资源管理信息系统实施方案选择

随着信息技术的飞速发展，医院人力资源管理信息系统的构建不论在技术研究方面还是在投资筹备方面，各方面条件基本成熟。医院在应用人力资源管理信息系统之前，必须做到实事求是，对医院自身实力情况做充分而客观的分析，这样才能正确确定人力资源管理信息系统应用的界限。医院清楚对系统的需求之后，选择一家具有技术实力的软件供应商，可以根据医院实力做到量体裁衣。医院人力资源管理信息系统对医院信息化管理起着很重要的作用。

目前有以下四种解决方案。

（1）医院网络中心自主设计

此方案最大的优点：医院避免了一次性投资，结合自身需求情况自主研发设计，在此过程中，人力资源管理人员有充足的时间研究学习系统的先进功能模块，避免了为了使用新系统对相关人员进行集中强化培训及考核，更容易调动管理人员的工作积极性。缺点：

开发周期长，对专业人员进行系统规划要求高。

（2）使用独立商品化的人力资源管理信息系统

人力资源管理信息系统软件市场尚未成熟，中低端产品较多较成熟，高端产品较少且相对落后，滞后于市场，仍处于发展阶段。在中国市场上，软件商可以提供人力资源管理信息系统产品，但是在产品售后方面，服务到位的厂商寥寥无几。市场上的产品是大众的、普遍的，不能针对医院自身特点研发，对医院的信息化管理起不到根本性作用。

（3）使用 ERP 系统内部自带的人力资源管理模块

如果医院已广泛使用信息管理系统，如已经实施了 ERP 系统集成且系统运行稳定，则在人力资源管理方面，可以选择使用 ERP 系统自带的人力资源管理模块。因为使用 ERP 系统可以保证数据的精确和安全，同时系统维护工作更方便。但是根据目前医院管理设备方面，医院没有 ERP，更没有其中的人力资源管理模块。如果医院自行设计开发，投资太大，建造时间长，专业技术强，标准化水平低，也违背了系统建设的经济原则。

（4）由外部软件开发商制定解决方案

统一系统的使用使得人力资源部和机关四部以及临床科室可以更方便地做到信息共享，减少不必要的劳动，提高信息利用率。缺点：一次性投资大，需要严格的管理制度，新旧系统替换使得人员需要一定的时间学习适应，容易耽误工作，设备的使用也会受到影响。为了更熟练使用系统，必须对相关人员进行技术培训，是影响系统使用的关键。该系统功能扩展差，一般还需要软件商后续支持。

总之，单凭有一个好的人力资源管理信息系统来提高医院的管理水平是远远不够的。在强调系统功能的同时，我们应该清楚地认识到，人力资源信息管理系统只是辅助管理的一种软件工具，它只能帮助我们存储信息，通过看到有效信息可以帮助我们分析相关工作，但是绝大多数管理工作是不能依靠它来完成的。比如人力资源管理工作中的组织结构设计、职务职位评估、人力资源需求分析等问题，还需要和其他职能部门沟通协调。最终，人力资源管理信息系统的建设归功于七分管理、三分技术，是管理、软件、网络的综合。

2. 人力资源管理信息系统的测试

系统测试是系统开发周期中一个重要且漫长的阶段，是保证系统质量与可靠性的最后关口，是对整个系统开发过程包括系统分析、系统设计和系统实现的审查。如果没有在投入运行前的系统测试阶段发现并纠正遗留问题，而是在实际运行中问题才能暴露出来，就会付出更多的代价。测试的概念并不等同于调试，实际上在系统实施过程中测试与调试的工作内容是不一样的。测试的目的是发现问题，而诊断错误、改正错误的过程则是调试，

它是准确判定错误位置以及具体的出错情况，并进行改正以排除错误的过程。

3. 人力资源管理信息系统的转换

（1）准备工作

新系统转换工作是系统正式投入运行的过渡阶段，需要进行周密、细致的准备工作。人力资源管理信息系统的实施需要人力资源专业人士、各层级管理干部、技术人员和其他人员在不同层面上积极参与。要保证工作的准确度、程序化和可靠性，必须在组织系统中予以排除，医院人力资源部门和信息科应该团结协作，共同努力。系统转换意味着新系统即将正式投入使用，为此，必须进行有效的领先培训，保证操作者熟悉系统。同时，接受培训的人员应当及时总结操作过程中发现的问题，向开发单位及时反馈，以便充分挖掘人力资源信息管理系统的潜力，保证正式使用后发挥更大的作用。

（2）数据加工

数据加工是把旧系统的文件、数据加工成符合新系统要求的数据，包括历史数据的整理、数据口径的调整、数据资料的格式化、分类和编码，以及统计口径的变化、个别数据及项目的增删改等。

（3）系统初始化

系统初始化包括对系统运行环境和资源进行设置、对系统运行和控制参数进行设定、数据加载以及调整系统与业务工作同步等工作。

4. 人力资源管理信息系统的维护

系统维护就是保证系统中的各个要素随着环境的变化始终处于最新的、正确的工作状态，从而使系统正常而可靠地运行，并使系统功能不断得到改善，发挥更大的作用。随着系统应用的深入，以及使用寿命的延长，系统维护工作量将逐步增大，维护费用高。系统维护是承接系统开发以后的工作，其工作成效难以显现。技术人员往往不重视这项工作，但系统运行的可靠保障离不开系统维护。因此，必须给予足够的重视。

系统维护是面向系统中各种构成因素的，按照维护对象的不同，维护内容可分为：第一，系统应用程序维护，即当程序发生问题或业务发生变化时，对程序进行修改调整；第二，数据维护，人力资源管理工作对数据的需求是不断变化的，除了主体业务的定期更新，例如工资发放、人员流动统计等，还有很多数据需要进行不定期更新，或随着业务和环境变化而进行调整，例如人均工作量统计等；第三，代码维护，随着系统应用范围扩大、环境变化，系统中各类代码都需要进行一定程度的增加、修改和删除，以及设置新的代码。

（二）人力资源管理信息系统实施的有关说明

1. 人力资源管理信息系统实施技术和管理问题

医院决定实施人力资源管理信息系统开发时，还需要注意技术和管理两方面相关问题的处理。

（1）技术

第一，技术的解决方案要用长远的目光来看，要选择一个良好的技术开发平台，制定技术规范，以便日后信息系统的技术升级。

第二，人力资源管理信息系统会产生动态和静态的数据，应该有效地把这二者相互结合，对其进行分析，推进医院发展步伐。

第三，做好系统的实时维护。人力资源管理信息系统中的数据是动态的，每天因为医院人员流动都会变化。要保持系统始终实现数据更新，就要不间断进行系统维护。如果不坚持进行系统维护，系统设计得再先进也没用。因此要有正规的规定要求，每天对系统进行实时维护，更新数据库，准确可靠地反映医院的人力资源实力。

第四，子模块的设计和开发，与医院信息系统同时使用，达到医院预期的目标。一方面缩短了从设计开发到应用的时间，另一方面能更详细、更深入地考察每个模块，能及时发现问题，使人力资源管理信息系统更贴切医院实际。

（2）管理

第一，要有坚强的组织保证。加强系统研发工作的支持和领导。人力资源管理信息系统的开发与应用是一项复杂的系统性工作，涉及面广，业务复杂，没有坚强的组织保障，高质量地实现人力资源信息化是非常困难的，领导的重视和支持是建设人力资源管理信息系统的前提。

第二，高度重视系统的规划和系统设计，同时还要考虑与医院其他子系统的链接。医院管理信息系统是一个庞大的工程，包括了医院信息系统（HIS），物流管理，财务管理，人力资源管理等。人力资源管理信息系统只是一个子系统，做好系统的规划和设计工作，并兼顾其他子系统的互相链接，是确保系统正常运行和发展成功的关键。

第三，加强人力资源信息系统的技术培训。首先，加强医院高层，中层和基层管理人员的技术培训，提高他们对系统的认识和理解，发挥积极作用，并且培训他们的操作能力，熟练掌握系统；其次，对人力资源管理信息系统项目组成员的培训，主要是专业知识和系统设计等方面的培训。这样才能充分发挥管理信息系统的性能作用，对人力资源工作起到辅助作用。

第四，还应避免该完成的工作没有完成，用户不希望使用该系统或仇恨系统或成本超支，输出不可靠数据等，应积极努力采取适当的预防措施，保证人力资源管理信息系统的实施和正常运行。

2. 选择合适的人力资源信息管理系统

医院的资源是有限的，人力资源信息管理系统的实施肯定会减少医院其他资源，所以要尽量选择适合的人力资源信息管理系统项目，我们必须注意以下三点：一是处于不同发展阶段的医院，必须根据其特点、能力发展，绝不能片面追求完美，一意孤行。我们要“计划全局，分步实施”。二是医院应及时做自我分析、对人员状况了如指掌、对医院网络情况、通信布线情况、其他系统运行情况充分了解，制作一套适合自己、全面系统的方案，避免使用“拿来主义”、照搬照抄、脱离实际，束缚医院发展。三是人力资源管理信息系统的理念是：要求人力资源管理人员在系统执行的同时必须把握系统的本质内容，梳理优化业务流程，才能找到真正符合自己的需求报告，从而设计适合自己人力资源管理信息系统。

3. 人力资源管理信息系统实施问题的解决对策

（1）组织保证

应有适当的组织结构、合理的人员分工和有效的沟通机制。

（2）人员配置

必须对信息化建设和各项管理有通盘规划，并从思想方面高度重视人力资源管理信息系统，有全面推行系统的坚定决心和执行能力，必须熟知职能工作的整体规划。对专家机构，其专业知识和经验，以及客观负责的建设性态度是至关重要的。

（3）组织合作

人力资源部门在关系网络中，处于核心与枢纽的位置。因为，它是业务需求的主要提出方，也是系统投入使用后最主要的应用部门，医院内部来自其他方面的建议也主要由它汇集。

（4）专业技术培训

系统的使用，使人力资源管理的一些先进理念得以运用，需要专业技术人员在学习中探索推进。

（5）与开发商紧密沟通

在系统建设的各个阶段，作为需求的排头兵，人力资源部门应该主动和开发商沟通，充分说明自身的需求，解答对方提出的疑问，对建设过程中发现的问题，特别是涉及人力资源管理业务实现的问题，要高度重视。在系统实施验收阶段，人力资源部门更应亲身参与，在合作的过程中进行交流，真正实现紧密沟通。

（6）严格预算

为了避免超预算现象发生，必须在项目规划初期，就明确项目推行过程中各阶段的费用，并严格按预算管理。

第二节　现代医院人力资源管理策略

一、医院人力资源管理的原则

一般说来，我们从事的人力资源管理工作的原则有宏观和微观两个层面：从宏观来看，人力资源管理过程中一般都要坚持管理创新、制度创新、观念创新。营造一种公开、公平、公正的环境，建立一套充分发挥个人潜能的机制，在实现组织战略目标的同时，给员工提供充分实现自我价值的发展空间。从微观来看，由于人力资源管理具有不同的环节，具体到不同的流程我们可以有不同的具体的原则。比如，招聘面试的“STAR 原则”，即 Situation（背景）、Task（任务），Action（行动）和 Result（结果）四个英文单词的首字母组合。STAR 原则是面试过程中涉及实质性内容的谈话程序，任何有效的面试都必须遵循这个程序。在与应聘人员交谈时，首先了解应聘人员以前的工作背景，尽可能多了解他先前供职公司的经营管理状况、所在行业的特点、该行业的市场情况，即所谓的背景调查（Situation），然后着重了解该员工具体的工作任务（Task）都是哪些，每一项工作任务都是怎么做的，都采取了哪些行动（Action），所采取行动的结果如何（Result）。通过这样四个步骤，基本可以控制整个面试的过程，通过策略性的交谈对应聘人员的工作经历与持有的知识和技能作出判断，招聘到更为合适的人才。另外，一些适用性比较高的原则还有：职责清晰的“6W1H”原则等。

（一）以人力资源为医院的核心竞争力

国外进入中国医院市场的“突破口”是首先获取高层次的医学人才，这样一来对人才的冲击是空前的，怎样才能留住人才并且最大限度地发挥其价值是新时期医院人力资源的核心。只有把人力资源看作是医院核心竞争力，在这样的大前提下来思索我国医院人力资源管理的出路才是科学的，符合实际情况的。

（二）以市场为导向

以市场为导向是现代市场经济条件下对社会上各种资源配置提出的基本要求。现代市

场经济是主要依靠市场供求、竞争和价格等手段，组织与调节社会经济，达到资源优化配置的经济形式和机制。以市场为导向配置各种资源是WTO最核心和最高的原则。毋庸置疑，中国“入世”后，资本的流动扩张速度日益加快，资本投资的地域不断扩展，从而不可避免地促进国内经济结构的调整，进而要求重新调整劳动力在产业间、部门间和企业间的配置，这就会进一步消除国内残存的非市场导向的就业形式，加速形成以市场为导向的就业机制，极大地促进中国劳动力市场的建设。劳动力市场大环境的变化，这些变化包括：

1. 传统的劳动关系管理向劳资关系管理方向发展

在这里，劳资关系中的“劳”是指劳动力市场的供给方，“资”是指投资人从事生产经营活动所构成的劳动力市场的需求方。在劳动力市场日益完善、就业市场化的条件下，任何类型的企业、经济单位均属于劳动力需求一方。我们这里讨论的“劳资关系”不带有阶级、政治的含义，是纯经济的含义。

2. 传统的人事管理向现代人力资源管理转化

劳动关系本质上是一种经济利益关系，这种经济利益关系客观上要受国家宏观经济政策、产业政策和所有制结构变化的影响，随其变化而进行相应的调整。今天，人力资源管理与开发已成为企业劳动管理的核心，从战略的角度考虑人力资源管理问题，把它和企业的总体经营战略联系在一起是近年来企业管理的主要趋势。

3. 绩效薪酬激励成为人力资源管理的核心

为了在市场竞争中取胜，企业的人力资源管理，从招聘选拔、录用考核、任用调配、工作评价、职位分析、绩效考核、奖惩薪酬、员工培训等都将以人力资源开发为战略，其中的核心是针对激烈的人才市场竞争，把战略性的理念引入到薪酬领域中来，建立合理可行的绩效薪酬激励制度，使之成为劳动管理的核心，为吸纳、维系和激励优秀的员工提供支持。面对这种变化，只有迎难而上以市场为导向来考虑我国医院人力资源的对策才是可行的，才是适应经济发展需要的。

二、医院人员的分类管理

（一）医院医护人员的专业化

医护人员是医院正常运行的基础。拥有高水平、高效率的医护队伍是医院存在发展的前提条件。对于医护人员的专业化，国家相关部门针对不同的科室出台了一系列相关的标准。比如，临床、医技、护理实行三级设岗，在实行科学分类设岗的基础上，将临床医生分别设为主诊医师、副主诊医师、住院医师三个岗位级别，每个岗位分高年资和低年资二个类别。主诊医师一般由取得副主任医师以上的专业技术人员或高年资主治医师担任，主诊医师为医疗组长，主诊医师有权在本专业医生中选聘副主诊医师、住院医师，人员实行双向选择，优胜劣汰，分级聘用形式。医院先公布职务岗位、任职条件，由个人提交申请、参加测试、民主评议、答辩或述职等形式进行竞争。使每一位上岗的人员能够在其职，谋其政，负其责，尽其力，同时在这种竞争的环境下，护士长、科主任管理力度大大加大，遇到问题主动出主意，想办法，找出路。

（二）医院管理人员的职业化

随着我国市场经济体制的建立和不断完善，社会各领域的分工也日益细化，这就使相关领域从业人员的专门化成为经济社会发展的大势所趋。具体到医院从业人员的管理，不仅要求传统上在我国医院领域建设中相对完善的技术人员的专业化程度更加提高，更要求医院管理人员的职业化发展形成并取得长足发展。在医院从业人员研究领域，先前的文献对我国医院技术人员的专业化已有较多比较深入的研究，而对医院管理人员的职业化研究相对较少，仅有的研究深度也不够。

1. 医院管理人员职业化的含义、范围

医院管理人员职业化是指医院管理工作必须由经过医院管理的专门职业培训，通过国家法定部门考核，获得从业资格，受聘后以从事医院管理为其主要经济来源的专门人员担任。职业化的医院管理人员包括从事医院管理决策、参谋、执行三个层面所属工作的全体成员。决策层包括院长及院级领导，参谋层包括医务财经、人事、行政等职能部门的管理人员，执行层包括科及各基层部门执行决策的管理人员。

2. 医院管理人员职业化的必要性

首先是医院管理的实践性与创新性的要求。新世纪的医院管理者面对改革观念的碰撞，利益的冲突，法制的建立，经济的均衡，这些要求管理者在创新的实践中不断增强其超前意识，洞察规律，把握局势，适时决策的应变能力等。在这种情况下非职业化的医院管理者几乎难以胜任。其次是医院独特的社会性和公益性的要求。医疗卫生机构之于一个社会的重要性是其他组织无法比拟的。医院行为总是受到来自社会各界的关注，上至政府下到社区，每个病人及与病人相关的人均可对医院行为从不同侧面做出评价。要处理协调好这些关系，努力营造良好的内外环境，非职业化的医院管理者也很难胜任。再次是医院管理中、长期目标的有效实现的要求。从战略管理中我们知道，任何一个战略的有效实现都需要管理人员的稳定性和连续性。而医院的战略的实现也同样如此，但现行的院长任职

体系的短期的“兼职”模式，容易导致经营过程的短期效应，损耗本已不足的卫生资源，影响医院的可持续发展。最后是知识经济发展的时代要求，21 世纪是全球知识经济时代，在医疗卫生领域，医院组织呈现出既分工明细又交叉综合的管理特征，医院管理者的职业化势在必行。

3. 医院管理人员职业化的措施

首先必须得到立法保证。要有国家、地区各级人事组织卫生行政部门的高度重视，还要有各类的法律、法规政策和制度保证。其次就是应加速和完善我国医院管理人员职业化市场。这也是市场经济体制的要求，这样有利于建立市场约束机制，促进医院管理者在激烈的人才竞争中努力完善自我，使医院管理者的社会价值与其经营管理业绩紧密结合，激发医院管理职业化人员的职业意识，推进我国医院管理人员职业化的进程。再次要有相应的利益驱动。市场经济内在动力就体现在，它要求职业化的医院管理人员遵循经济规律，改革分配制度，实施有效的利益驱动，如年薪制、内部股份制等，真正激发医院管理人员靠管理好医院来体现个人的社会地位和人生价值，从而将医院管理职业视为其生存的现实基础和人生的意义。最后这一切的实现都需要教育先行。必须加大职业化教育的力度，进一步拓宽职业化教育的渠道，真正做到学以致用。

4. 医院院长的职业化

（1）院长思维全球化

创新的理念要求中国医院院长在新世纪不能只站在一个地方医院或一个局部单位位置上思考问题，应放眼全球，即不但要搞好本医院建设，而且要有走出中国“围城”，走出国门办医院，进入世界医疗大家庭的信心和力量。因为随着国家医疗体制改革的深入发展，中国医疗市场必然全面放开，而要想迅速打入国际医疗市场，作为中国医院院长只有以全球化思维，走科技创新、以低廉的费用提供优质服务的道路，才能适应这种新形势。

（2）以人为本，换位管理

医院服务对象不仅局限于病人，而更多的是广大人民群众。因为他们不仅需要治病，重要的是防病，并通过这个途径，为他们提供全面的健康教育观。众所周知，人民群众有生存权、健康权，只有尊重他们的权利、保障他们的权利，才能体现新世纪医院的本质与作用，医患之间建立一种市场经济条件下的新型伙伴关系。医护人员是人民群众的一个群体，这个群体知识文化水平较高，专业性较强，既有保障人民群众健康的义务，又有治病救人、救死扶伤的风险和责任。面对市场经济人才流动大潮，要想巩固医院阵地，扩大业务范围，只有增强理解，以人民利益为重，以病人为中心，实现医护人员的自我价值。而从医护人员走向院长岗位的大多数管理者以及纯管理专业出身的管理者来看，既要充当医生角色，同时又要扮演院长管理角色，更重要的是扮演人的角色，这种模式的转换是当今中国医院院长的典型和必要途径，也是对人的内涵理解的升华和提高。

（3）以文促医，博学多才

新时期的医院，要求院长不能仅满足于文凭所学知识，学历不是个人智慧的最高境界。要提高院长自身素质，不断汲取文化素质，则应涉猎广泛，比如，文学、音乐、摄影、写作、新闻、电脑、多媒体、因特网等。要养成天天读书的习惯，不能沉湎于应酬及事务之中。只有这样，才能提高院长自身的文化修养，陶冶情操，这是一个管理的无形“软件”制作，它滋润着管理这片肥沃的土壤。身为院长既要以身作则，同时也要提高本院医护人员的文化素质，给单纯的病床、设备环境增添一点文化气息，努力营造一个文化品位高的医院。譬如，在有的科室适当增加一些音乐、电视、风景画、读报栏、名人名言等可读可视内容，使病人在接受治疗时感受到医院的温馨，又间接地提高了人民群众的文化素质，不仅治好了他们躯体的疾病，而且给他们的心理和精神上送去了春天般的温暖。作为医院院长，更应首创并倡导“医院精神”，不断赋予医院文化内涵新的生命，这就是新世纪医院院长的必备素质。

（4）科技创新，抢占“制高点”

作为一名院长，首先要有科技创新思维，新思维依靠新知识的积累、滴水穿石、滴水成海，它包括对科技知识的广泛涉猎，对科技刊物学习，科技知识讲座参与的渴求与兴趣，激发自身科技创新思维，不断汲取科技营养，更新科技知识，时刻跟踪了解世界医疗最新科技动态，才能统揽全局，抢先占领科技“制高点”。首先，要不断培养、引进科技人才，不惜重金聘用国内外高、新、尖技术人才，给他们提供必要的科研基金、设备和工作环境，对他们的住房分配、子女就业、夫妻分居以及到国内外“深造”给予尽可能的支持。其中，最重要的是提高物质待遇，这样才能留住人才，发挥潜能，为医院培植和繁衍人才奠定基础，让他们在多学科、多专业中创造世界一流技术和科研成果，提高医院的整体科技水平，用“创名医、创名院”的全球战略眼光，观察和处理问题。其次，要用高新技术人才，让他们不断创新具有国内外一流水平的最新诊断和治疗技术，利用高、精、尖仪器，为病人创造痛苦小或者无痛苦、微创或无创的最佳医疗服务，在激烈的竞争中有绝招，出名医、创名院，牢固树立全球名牌战略意识。还要对引进高、新医疗设备等医院硬件有所深入了解，即对该设备的先进性、科技含量、诊断价值、价格、售后服务、投资回收期等要有一个清醒的认识，把握机遇，力求用最少的投入购回最新医疗设备，为病人提供快速、准确的医疗服务。

（5）推行科学管理

现代医疗要求院长重视对人的理解、沟通、增加感情投资，改变传统的家长式管理模式，树立全新的管理理念，把国家利益、人民利益和规章制度融入员工的自觉行动中，充分发挥每个员工的最大潜能。同时，既要注意发挥好个人的核心作用，又要有协作的“团队”精神，即注重精神激励，更重要的是发挥好物质奖励作用。坚持推行按劳分配和按生产要素分配，效率优先、优胜劣汰的分配机制。在医疗机构管理的基础上，倡导和推行“技术入股”，按股分红、上不封顶、下不保底。积极鼓励和促进人才交流、流动，鼓励跨国、跨院兼职，挂职活动及参与国内外重大医疗项目研究，鼓励和引导参与国际间合作、网络交流，实现医疗资源共享。结合当前中国国情，政府对卫生事业的投入已不能满足日益增长的医疗需求。新世纪的中国医院要用低廉的费用为病人提供优质的服务，保障人民群众健康，利用有限的资金，办好中国特色的卫生事业，这就需要我们开动脑筋，活跃思维，力求用较少的钱办较好、较多的事。用好、用活、管好资金，具备“有重有轻、有急有缓、有先有后”的经济头脑，实施“有所为、有所不为”的战略，才能实现管理科技化、资金效益化。“海阔凭鱼跃，时势造英雄”新世纪新时代呼唤驾驭中国医疗航船的综合型院长人才，并要求他们不断充实新知识、新思维、新方法，提高一院之长驾驭市场经济的能力，大胆实践，闯出一条独具中国特色的医院管理与效益道路，努力向更新、更高、更优目标迈进。

三、医院人力资源管理的具体对策

现代医院管理是以人力资源为核心的管理。人力资源管理就是在医院管理中要坚持和贯彻“以人为本”，使“人”与“工作”和谐地融合起来，实现医院和员工“双赢”，达到利益最大化。人力资本比物质、货币等硬资本有更大的增值空间。特别是在当前知识经济时期，人力资本将有着更大的增值潜力。作为“活资本”的人力资源，具有创造性、创新性，具有有效配备资源，调整企业发展战略等市场应变能力。根据马斯洛（Abraham H. Maslow）的需求层次论：人的需求都是分层次的，每一层都是相互关联的，从低级向高级递增。因此，在人力资源管理中要满足员工的基本需求，使他们首先有生存的保障，然后随着发展逐级向更高级的需求迈进，否则就无法留住人才，医院的发展也没有后续的人才保障。再根据双因素理论，应建立科学的绩效评估体系，使每位员工人人有岗，不因人设岗；人人有职，各负其责，按劳分配，各有所得，多劳多得，少劳少得，尽可能做到公平和效率的和谐。

（一）充分认识人才内涵，重视人才培养成长

随着医疗体制改革的深入，医院医务人员的管理变得越来越重要。要管理好一个现代化的大型医院，必须树立医务人员是第一资源的观念。因为医务人员就是医院的竞争力，就是医院看不见的资产，一个医院的兴旺发达要靠医务人员。根据马斯洛的需求层次理论，应尽量满足医务人员高层次的需求，使其个人目标与医院管理发展目标相一致。

医院不仅面临激烈的医疗服务市场份额的竞争，也面临人才的竞争，而人才竞争又是竞争中至关重要的一部分。面对新时期的挑战，医院必须充分认识人才的内涵，健全一套引进人才，用好人才，留住人才的管理机制，提升医务人员的价值，营造一个有利于医务人员充分发挥潜能的环境，从而更好地实现医院的稳步发展。

医院应该首先充分认识到医务人员是医院的宝贵资源，营造融洽、和谐、积极向上的内部环境。用好医务人员不仅要靠优厚的物质待遇，更重要的是事业有无发展前景和吸引力。医院要积极为他们搭建施展才华的平台，添置先进的设备，营造良好的学术氛围，积极推荐、支持、鼓励他们参加国际国内学术交流。把医院发展目标同个人实现价值的目标有机结合起来，充分发挥他们的聪明才智，激活医务人员的活力，使他们在工作中做出更大贡献。

（二）实现医院管理层职业化，提高医院整体管理绩效

根据组织理论原理：组织的顶端人员，在专业知识、管理能力、资历等方面与其职位相匹配。我国医院领导层对医院专业管理的知识尚不够系统，目前我国医院管理都是实行党委领导下的院长负责制，其实质是院长拥有医院人、财、物使用的决策权，院长人选基本上都是上级主管部门任命的医疗专业院长或从原来的科室主任提拔成院级领导。这样从专业技术来说有一定的好处，对专业和科室的发展有益。

医院的人力资源必须有专门人员来管理，他们必须经过专业严格的医院管理培训，通过国家法定部门的考核获得从业资格，受聘后不再从事临床工作而只从事医院人员管理工作，从事医院管理为其主要经济来源。医院管理队伍职业化包括工作专职化、职位序列化、技能专业化、管理意识现代化和管理人才市场化等多项内容。国外医院的院长以及管理队伍的知识结构大多是工商管理硕士（MBA）或公共管理硕士（MPA）出身，都比较注重管理的专业化。医院领导层实行专业化和职业化管理是一种必然趋势。

（三）完善绩效考核体系，激发员工自我实现

医院的绩效管理，是人力资源管理的重要内容，也是重要的人力资源管理激励措施，

是医院在运行过程中，既要保证医院能够为广大患者提供优质、热情、便捷、廉价的医疗服务，同时也要保证医院的运行和发展，是能够充分调动广大医务人员的工作积极性的手段，它应以经济核算为基础，通过全面管理、业绩考核，权衡与决定职工个人的绩效工资多少。

绩效工资，又称绩效加薪、奖励工资或与评估挂钩的工资，是以职工被聘上岗的工作岗位为主，根据岗位技术含量、责任大小、劳动强度和环境优劣确定岗级，以企业经济效益和劳动力价位确定工资总量，以职工的劳动成果为依据支付劳动报酬，是劳动制度、人事制度与工资制度密切结合的工资制度。绩效工资由四部分组成：基本工资、年龄工资、岗位工资以及奖励工资。

医院应建立分层次、分类考核标准。把门诊、急诊、住院、检查、手术等医疗工作量指标；把住院率、床位使用率、床位周转率、平均住院日、手术台数、诊断符合率、治愈率、抢救成功率等医疗质量和效率指标；把病人投诉率、就诊病人满意率、住院病人满意率、处方合格率、病历合格率等医德医风指标；把住院人数、住院人均收费、科室人均纯结余、人均收益等经济指标作为医院绩效考核的主要内容，从而将绩效考核和绩效工资达到最公平、最合理的程度。

绩效工资的实行，也是激励理论中的一种措施。根据现代组织学理论，激励的本质就是员工去做某事的意愿，这种意愿以满足员工的个人需要为条件。其核心在于对员工内在需求的把握与满足。因此，医院人事部门应做好每一个职位的责权分析，制订工作说明书，为绩效考评打好基础，防止绩效工资的发放不均。

绩效考核还要注重目标管理，即制订考核目标，以达到目标为诉求作为进行奖金调整、奖罚的依据，晋升或降级的指标，以便养成职工的竞争意识和危机意识，从而提高医院的服务水平。有效的激励机制不仅可以调动员工的积极性，激发他们的创造力，而且可以增强医院的凝聚力和竞争力，提高医院在市场中的整体竞争能力，进而促进医院的不断发展和效益增长。

（四）构建科学合理的绩效评估机制

人力资源管理的核心在于建立完善的激励机制。人才竞争的根本是机制竞争，一个好的机制不仅可以留得住人才，而且可以充分调动和发挥人才的积极性，并创造出巨大的财富。医院要围绕以下几个方面建立激励机制：建立公开、平等、竞争、择优的选人用人制度；建立职责明确、有效放权的岗位责任制；建立科学、公正、公开的绩效考核制度；建立公正、公平、合理的薪酬管理体系；建立员工能上能下、能进能出的动态竞争机制；建立完善的福利和社会保障制度：搞好员工的职业生涯设计，为员工个人提供良好的发展空间：推行“人本管理”，培育员工的认同感和团队精神等。

医院人力资源在运营过程中的使用效率或利用效果如何，是由许多复杂因素耦合作用的结果，比如良好的用人机制，先进的激励原则的运用等等。但通过制度设计和管理操作建立科学的绩效评估和薪酬结构体系来实现“激励相容”，无疑是实施有效的人力资源激励管理的最重要环节，也是构建科学的医院人力资源激励机制的核心渠道。

1. 构建科学的绩效评估机制存在的问题

（1）评价指标单一

评估指标过于简单，对医务人员的态度等主观因素以及团队合作的有效性等方面缺乏综合考虑。

（2）评估指标没有量化

目前的评估体系中，评估指标主要分为优秀、良好、一般、及格和不及格。但“优秀”的标准是什么，“良好”的标准是什么，“优秀”和“良好”的差距应控制在怎样的范围之内，应该用什么样的百分比进行表示。比如，对超额完成10%~20%定为“优秀”，而对完成本职工作任务的都给了“优秀”，显然缺乏科学和公正性。这样通常会导致超额完成任务的医务人员受到打击，很可能会降低工作的努力程度。

（3）考评主体单一

实行单一由直接领导人考评的前提是考评人对下属从事的工作有全面的了解，而且能从下属的高绩效中获益，同时由于下属的低劣绩效而受损，因此能对下属做出精确的评价。但如果不满足这些条件，同时考评者又对某些下属有偏见，则很容易造成评价不客观，并且感情用事，失去了评估的公平性。在医院中由于管理者往往又是某个科室的业务骨干，他们的评价就容易带有纯专业的色彩，导致立体性、和公平性不足。

（4）缺乏对评估结果进行适当的比例控制

如规定原则上评估结果为“优秀”的比例不超过15%，“不及格”和“及格”的比例在10%以内，“良好”的比例为75%。对评估结果进行适当的比例控制的最大好处就是尽量避免考评者心理因素掺入所造成的偏差，因为许多考评者经常会把所有员工都评为“优秀”或“良好”以上，这便失去了绩效评估的意义。

（5）对考评者缺乏监督机制

在绩效评估中来自绩效评估者与被评估者双方都拥有隐蔽行动和隐蔽信息。对绩效评估者来说，一方面是下属职员的评估者，另一方面是更高级别领导的被评估者。如果没有制度约束，其最佳策略是对下属评估时不应有特权。

2. 构建科学合理的医院绩效评估体系的措施

(1) 将平衡记分卡应用于绩效评价

平衡计分卡是使组织的使命和战略转化为综合性的绩效评价的一种新兴管理工具，它提供了短期与长期目标、财务与非财务措施、外部与内部绩效指标间的平衡，可以促进组织各方面的发展。它的评价目标由四个方面组成：财务目标、顾客、内部经营过程、学习与成长，这四个方面构成了平衡计分卡的评价框架。该管理体现了目标管理的思路，根据外部对医院的绩效评价结果找出医院存在的不足，结合医院战略发展需要，确定医院发展年度目标，并以此进行目标分解，确定科室考核的关键绩效指标。医院建成这样的绩效评价体系后，可以将绩效评价结果与绩效工资结合起来，改变奖金分配的混乱局面，使绩效管理初步得到职工的认可。

(2) 使用360度绩效考核法考核临床科主任

对被考核者实施考核的主体有以下四个：上级、下属、平行层次和病人。上级主要考核：下达指示的完成度、病人满意度、业务量、经济指标、梯队建设、人才培养等。下属考核的指标是：思想道德、个人素质、领导才能、领导艺术、人际关系等。平行层次考核的指标有：业务水平、管理水平、与其他科室的协调度等。病人评价的则是病人满意度。

(3) 应用关键绩效指标（KPI）的考核指标体系

KPI（Key Performance Indication）即关键业绩指标，是通过对组织内部某一流程的输入端、输出端的关键参数进行设置、取样、计算、分析，衡量流程绩效的一种目标式量化管理指标，是把企业的战略目标分解为可运作的远景目标的工具，是企业绩效管理系统的基础。KPI可以使部门主管明确部门的主要责任，并以此为基础，明确部门人员的业绩衡量指标，使业绩考评建立在量化的基础之上。

(4) 用系统综合集成法建立绩效评价体系

系统综合集成方法是一种新研究的开放的复杂评价系统，将专家体系、统计数据和信息资料、计算机技术三者有机结合，主要是通过以下步骤加以实施。首先，考核指标的选择，可以通过专家咨询法等选择并分类指标。其次，考核指标的筛选。最后，指标体系建立的技术路线：一般遵循这样一个过程，即文献调研—专家讨论—拟订调查表—专家咨询—数据录入—数理统计分析—合理性议定—指标体系产生。在医院管理中要完成这个目标最重要的就是实现医院信息化，这也是目前很多医院建设的热点。

(5) 运用目标管理的方法建立绩效评估体系

目标管理也是目前国内比较多采用的指标体系，该体系要求广泛征求一线工作人员的意见，结合医院的总体目标从五个方面制定一线中层干部绩效评估指标体系：第一，业务指标体系：包括科室的业务收支（以上年的同期收支为比较标准），病床使用率、病床周转率、药品收入在科室总收入中所占的比例等经济业务指标，其目的是评价科室的经济效益情况、工作量的完成情况、合理用药情况等；第二，医疗护理质量指标体系：包括查房质量、病历书写质量、护理质量、医疗纠纷及事故等，其目的是评价科室医疗护理质量水平；第三，服务质量指标体系：包括病人满意度、是否有服务态度的投诉、是否有乱收费等，其目的是评价科室的服务质量水平；第四，科室管理指标体系：包括科室行政管理、物资管理、设备管理等，其目的是评价科室的教学与科研完成情况；第五，科研教学指标体系：包括教学质量指标、科研质量指标，其目的是评价科室的团队效力和管理人员的管理水平。

（五）完善选人用人机制，实现人岗有机对应

医院应把聘用合同作为医院人力资源管理的基本形式，把每一位聘用人员的岗位设置清楚，做好岗位职责说明书，实行岗位管理制度。实现按需设岗、竞聘上岗、按岗聘用、合理管理。适时引进末位淘汰制度、待岗制度、人员分流制度。实行合同聘用制，首先是选好人、用好人，这是合理优化人力资源的关键，应该把合适的人才放在合适的位置。医院人力资源部门要做到公开、平等、竞争、择优聘用原则，做好工作分析、岗位评价和岗位规范等工作。选人、用人，首先应该从内部挖潜，内部人员深知医院的发展过程，了解医院的发展思路，人事关系和谐，工作与同事协调。无论从内部选拔，还是从外部招聘，都应该挑选工作态度好、有敬业精神、与团队合作、学习能力强、可塑性高、专业能力强、稳定性高，能为医院长期工作的优秀人才。

（六）健全医务人员培训机制，提升诊疗服务技能

现在是知识爆炸的年代，知识的发展日新月异。尤其是在科学技术领域，时时刻刻都有新科技、新技术、新知识的创新和发现。因此，医务人员必须进行经常性的培训和拔高，不能因为工作繁忙，个人收入减少和医院开支增加而放弃继续学习。进修学习更应该走出国门，积极邀请知名专家进行学术交流。新技术的应用不仅是医院新的发展点，而且更是广大患者的福祉。不仅是医务人员，医院的其他工作人员也应该进行培训。进一步加大医院对员工培训的投入力度，对员工进行岗位教育、医院文化教育、全员礼仪培训、职业形象培训、技术技能培训等。员工的培训计划应该是医院人力资源管理的重要组成部分，持续的员工培训能为医院的发展提供源源不断的动力，从而提升医院的整体形象和综合效益。

员工培训要制定培训计划，这些培训包括五个方面内容：第一，岗位教育（工作任务说明书）；第二，工作核心技术培训；第三，员工自我进修、继续不断学习，掌握先进的知识和技术，开发潜能；第四，管理培训；第五，文化培训。

培训有四个层次。第一，员工层面：根据员工的行为差错记录，通过谈话及观察员工知识技能的缺陷，上级对照管理技术标准进行培训。第二，科室层面：分析科室或部门长短期需要，科室领导负责培训人员及内容。第三，医院层面：各科领导做医院培训需求计划，参考每个月的审计结果（包括服务质量、医院行为标准）。注重所有员工的技能和知识培训，并报院领导批准。培训方式是在内部、外部或出国。第四，生涯规划：员工培训计划，要确定员工的发展方向，做好员工职工发展规划。

（七）完善医务人员准入管理，奠定医院发展基础

医院在人员准入方面，必须严格执行相关政策规范，保证进入医院的每一个医务工作人员具有相应的资格和必备条件。根据医院人力资源管理的特征及其管理的特殊要求，在员工招录时一定要注意以下要求：知识与技能、身体与年龄，工作经验，尤其是道德情操。医务人员在道德情操方面，必须高尚正直，立志保持较高水平的医疗道德。其次是仁心仁术，以人民的福利保健为己任，同情遭受疾病折磨之患者，竭尽全力为其解除疾苦。再次是精益求精，在业务上全力以赴，止于至善。第四是诚信正直，以诚待人，公正廉洁。第五是齐心协力，创造交流分享、相互尊重的环境，鼓励成员之间合作、参与，相互信任，不断进步成长。第六是关心社会，造福社会，尽职尽责。

（八）恪守“以人为本”理念，促进医院和谐发展

医院要实行人性化管理，充分发挥人力资源的能动性。人性化管理着眼点是人，终结点也是人，必须确定人在管理中的主导地位，医院的员工是医院人力资源管理中主客体的有机统一。人性化管理要求各级领导层必须尊重职工、关心职工、理解职工、信任职工，把员工的潜能和专长有效地发挥到极致。医院的领导应该给全院的员工创造出一个和谐、团结、协作、健康、向上的工作环境，让员工体会到工作的快乐和工作的成就感。医院的管理者要“以人为中心”，热爱他们，把他们看成是医院的财富，看成大家庭的成员，与员工加强沟通，提倡参与医院的决策，让所有员工形成一个利益的整体。医院领导层应该知人善任、唯才是举、适才适用、适用适所，更应该以功归人、以奖励人、依法治人、以宽容人、以理服人、以信取人、以诚待人、以情感人。用信任换取员工对医院的忠诚。这样全体人员才能珍惜工作、乐于工作，达到自我实现的需求。

（九）构建医院先进文化，增强医院发展动力

1. 医院文化

医院文化是以共同价值观为基础，医院全体职工所共同遵循的目标和行为规范及思维方式有机结合的总称。医院文化是医院的底蕴和灵魂，是一种价值观，是医院核心竞争力的重要组成部分。

医疗行业的特殊性决定了医院文化内涵具有根本性、整体性和层次性的三个特征。

（1）根本性

文化代表着基本的价值观念，医院文化是医院的灵魂，优秀的医院文化是比设备、资产更重要的医院财富，是医院发展的最关键因素。

（2）层次性

作为医院无形资产的医院文化，必须通过有形载体来表述和实现。国内大多数学者根据文化的不同性质，将医院文化分为物质文化、制度文化和精神文化。

①物质文化。

物质文化是医院文化中最为表浅的第一个层次，物质文化是医院文化最直观的载体，是医院文化的表象，如医院的院徽、院容院貌、院歌等能在外部直接表述着医院特征，是医院外在形象。医院环境和建筑是医院物质文化的一个重要组成部分，能够较好地体现出医院文化特征。

②制度文化。

制度文化是医院文化的第二个层次，制度文化是医院文化建设的重点和基础。制度文化是医院精神文化的体现和外化，医院各项规章制度、医疗活动的流程程序、各种操作规范、医院管理和运作制度等均是医院制度文化。

③精神文化。

精神文化是医院文化的第三个层次，也是医院文化的最高层次，是医院文化建设的核心内容和最高境界。精神文化是物质文化和制度文化两个有形文化的升华，精神文化的核心内容是形成医院的核心价值观和医院精神。核心价值观以员工共同价值观为基础，是医院主导思想，如培育员工的服务意识、品牌意识、质量意识、竞争意识以及市场意识。

（3）整体性

医院文化是通过医院员工这个载体来发挥作用，而绝大多数的医疗服务活动是一个整体的团队活动。医院文化是医院的灵魂，创建成熟的具有独特品质魅力的医院文化，是医院成长进步、永续发展的核心动力。

 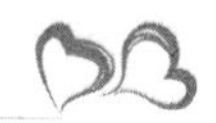

2. 建设医院文化的重要性

医院的文化体系是医院人力资源管理的一个核心内容。医院的核心价值观、医院的制度体系、医院的表象标识都与人力资源存在密切的联系，都对医院的发展、医院的效益和前途有深远的影响。医院文化是一种全院人的思想和信仰，它可以产生所向披靡的力量。医院文化是全体职工共有的态度，能够产生强大的凝聚力和向心力。医院的文化应该充满自信、做事认真、不断进取、鼓励创新。

3. 建立医院文化体系的作用

（1）向导作用

一个医院具有一个好的文化体系，可以营造出蓬勃向上、干事创业的良好氛围，可以打造出一支奋发向上，争创一流的职工队伍，对提高医院的医疗水平和核心竞争力有极大的促进和向导作用。

（2）凝聚作用

好的文化可以凝聚人心，产生无尽的动力，提升职工的自豪感和荣誉感，增加社会的美誉度。

（3）效率作用

优秀的文化，可以使一个医院实现跨越式的发展。

4. 建设医院文化体系的要求

第一，优秀的医院文化是医院精神风貌的充分体现，因此医院领导必须高度重视，深思熟虑，形成一套既符合传统伦理又具有特色的文化；

第二，医院文化的建设必须与自己医院的特色相匹配，与社会的道德观念相融合；

第三，医院文化具有自己的独特性；

第四，医院文化有创新性；

第五，医院必须有自己的识别标志，有一套自己的形象设计。

当今世界的竞争，归根结底是文化的竞争。有了优秀的文化，就会有强大的凝聚力、强大的创新力、强大的辐射力和影响力，国家、民族乃至一个医院在相对有限且激烈的资源竞争中，就会占据有利的地位，并进而把握发展的主动权，从而实现国家卫生事业和医院的振兴。

第五章　医院档案管理

第一节　档案的收集与归档

一、档案收集工作概述

（一）档案收集工作及其特定概念

1. 档案收集工作

按照有关规定和需求，把分散的各个机关、各个单位个人手中乃至散失在国外的历史档案，有计划地分别集中到各有关机关的档案室或各级各类的档案馆之中，实现档案集中统一管理。

2. 收集

我们所说的收集是指对档案管理一项具体活动的描述，因此很难避免“收集”这个兼有专职性、概括性的习惯性通用术语。我们认为，所谓的档案收集就是按照档案的形成规律把分散的材料接收、征集和集中起来。因此，我国档案界还是通用收集这个概念。

（二）档案收集工作的内容

1. 机关档案室

机关档案室对本机关需要归档的文件材料的接收工作。

2. 档案馆

档案馆对各现行机关和撤销机关具有长远保存价值的档案的接收和征集。

 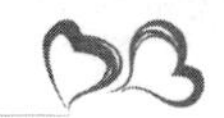

3. 历史档案

档案馆对历史档案的接收和征集。

（三）档案收集工作的重要性

收集工作是档案管理工作中的一个极其重要的业务环节，同其他业务环节相比，它处于一个极其特殊的地位。这种重要的地位主要体现在以下四个方面。

第一，档案的收集是档案室和档案馆取得和积累档案的一种手段。它为档案工作提供了实际物质对象，是档案实体管理工作的起点。实践证明，没有收集就没有档案管理工作，没有完整不断地收集就没有健全持久的档案管理工作。因此，收集是档案工作的入口，是档案实体管理工作的第一个环节，只有做好收集工作才能为档案工作提供实际的管理对象。

第二，收集工作是实现档案集中统一管理的一个重要方法和一项重要的具体措施。因此，我国档案工作的基本原则要求把具有长久保存价值的档案集中保存在机关档案室或者国家档案馆，使之成为提供利用的中心。只有有效地做好收集工作，才能实现集中统一管理，可以说没有收集就没有集中。

第三，档案收集工作质量的高低会直接影响档案的整理、鉴定以及提供利用等其他环节的工作。如果我们不重视档案收集工作的质量就很容易造成档案的残缺不全，这就会导致整理档案时无法保存档案之间的历史联系，而档案的残缺不全或者不完整又会影响其价值的判定，即影响档案的鉴定，更重要的是它会直接影响档案的提供利用。重视档案收集工作的质量是贯穿收集工作始终的一个重要问题。

第四，收集工作是档案部门与外界各方面产生联系的重要环节之一，因为收集工作是取得档案的首要任务，这就肯定要和外界产生联系。因此，收集工作是一项政策性强、接触面广、工作方法要求比较高的工作，需要我们投入较大的精力。

（四）档案收集工作的要求

1. 归档和进馆档案应齐全完整

保证归档和进馆档案的齐全和完整是贯穿档案收集工作始终的一个重要要求。

2. 加强馆（室）外的调查和指导

这就要求在收集工作中重视馆（室）外的调查，主要是掌握应该收入档案馆（室）档案的分散、流动、管理、使用等方面的信息，对形成档案的种类、内容、成分、数量、保存价值以及其整理、保管等情况有一个清楚的了解。然后在调查研究的基础上确定接收档案的时间、范围，同时在接收前还应该做好业务指导，以保证接收档案的质量。

3. 保持全宗与全宗群的不可分割性

全宗，指一个机关或者独立法人的档案有机整体，这个整体是不可分割的。档案馆接收档案时必须把一个机关新形成的档案作为一个全宗，集中在一个档案室或者档案馆，不允许人为地分割。

4. 推行入馆档案的标准化

20 世纪 80 年代颁发了文书档案案卷格式标准，对于卡片、案卷目录、卷皮都有具体规定。

5. 收集工作必须抓住重点

重点应是反映本机关主要职能活动和基本历史面貌的档案。这类档案不是以上级来文为主，如会议记录、总结报告等。一定要避免只保存上级文件而不保存本机关文件。要注意保存收集原稿原件。

6. 注意处理局部与整体、当前与长远的关系

档案的保存时间应为 20 年左右。省辖市（州、盟）和县级以下的机关应将永久保存和长期保存的档案在本机关保存 10 年左右，连同案卷目录一式三份和有关的检索工具、参考资料一并向有关档案馆移交。

（五）丰富档案馆（室）藏档案的内容与门类

1. 丰富馆（室）藏是档案馆（室）的首要任务

档案馆（室）工作成绩如何，在一定程度上取决于档案馆（室）藏量的多少以及其完整程度和质量高低，这是由档案馆（室）的工作基础和物质条件决定的。因为档案馆（室）的工作对象就是档案，特别是档案馆，其藏量越丰富，年代越久远，内容越珍贵，它为社会做出贡献的可能性就越大，从而也就会受到社会的重视和支持，其地位也就能够不断地得到提高。从国外比较来看，我国档案数量很少。目前，我国馆（室）藏还需进一步丰富，造成馆（室）藏缺乏和现有结构不合理的原因是多方面的，如很多机关保留有数量庞大的档案，没有归档或没有向档案馆移交，另外，很多二级单位的档案长期没有归宿，有些档案馆的馆藏结构不合理，非常单一。

从档案材料的内容和属性来看，综合性、方针政策性和指示性的材料偏多，反映具体问题、落实具体政策、具有典型意义的材料偏少；反映政治、经济、科研活动，尤其是反映民生方面的档案材料偏少，反映一般性工作活动的档案材料多；反映本专业和具有地方

 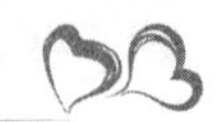

特色的材料偏少。从门类上看，党政档案材料多，专业档案材料少。

从载体上看，纸质档案材料多，新型载体档案材料少。从时间上看，中华人民共和国成立以后的档案材料多，中华人民共和国成立前的历史档案相对较少。所以说，继续丰富馆（室）藏，改善馆（室）藏的结构是一项长期任务。

2. 丰富馆（室）藏的标志

（1）数量充分，质量优化

档案收藏的丰富性取决于数量与质量的辩证统一。丰富馆（室）藏无疑应增加档案数量，但是仅有数量是不够的，必须以质量做保证，在强调丰富馆（室）藏的同时应强调优选，只归档和接收有保存价值的档案，始终坚持数量与质量并重。

（2）成分充实，结构合理

在档案总结方面，既要接收反映党政机关活动的档案，也要收集科技专业等方面的专门档案，尤其是反映民生方面的档案。在形成单位方面，既要有机关、企业、事业单位的档案，也要重视收集一些著名人物的档案，如手稿、信件、家谱、族谱等。在内容上，要注意全面收集反映政治、经济、科技、文化、军事、外交等方面宏观与微观材料。在载体方面，既要包括传统的纸质档案，也应该包括现代各种特殊载体的档案。这样不同来源、不同内容、不同形式、不同载体的档案可以互相补充，互相印证，从而使收藏的档案不断丰富充实。

3. 丰富馆（室）藏的方法

（1）接收档案应全面

在收集档案时，不应出现漏接，各个类别的档案做到应接尽接。全面接收档案可以丰富馆（室）藏，使馆（室）藏结构趋于完备。在接收过程中既要接收各个部门的档案，同时也要接收各个专业的档案，保证档案接收工作完整完成。

（2）重视个人档案

在这里，个人档案应区别于人事档案。在档案收集中，应特别注意个人档案的留存。人事档案的收集具有一定局限性，通常只针对中高级干部，而个人档案涉及的范围更加广泛。例如，民间的古法传方、各自领域成就突出的人物书信、手稿等，都是可以进行鉴定成为具有一定留存价值的档案资料。但相较于人事档案的收集，个人档案的接收工作仍有待提高。

（3）扩大接收征集范围

档案馆在接收工作中应注意涵盖多级单位，包括一级单位与二级单位，县、乡级档案馆应注意接收征集下属村、组中具有保存价值的资料。

4. 注意接收有关资料

包括丛刊、旧著、文物、其他一些实物（主要指印章、锦旗、锦标、证件、样品、标本等）。

5. 以辩证思维对待丰富馆（室）藏

（1）处理好馆（室）衔接与互利的关系

档案馆丰富馆藏不能缩短机关档案室保存档案的时间，更不能把档案室的档案全部接收进来，“富馆空室”的做法是不可取的。

过早地把机关档案接收进馆，不仅会给机关利用造成不便，而且档案室不能有效地为机关提供服务，会直接影响机关档案室工作的开展和加强，这样的结果对机关档案室的发展也是不利的。因此，处理好馆（室）的衔接，双方互惠互利，把档案馆与档案室的建设结合起来，使两项事业能够同步发展。

（2）处理好综合与特色的关系

尤其是地方档案馆应突出地方特色。各地的综合性档案馆应保存本地区各机关、单位各种类型、各种载体的档案材料，档案内容能反映本地区政治、经济、科技、文化、宗教、民族等各方面的历史面貌。其次要具有地方特色，因为每个地区都有自己的地貌物产、重大的历史事件和著名人物，有传统的经济产品、名胜古迹和旅游资源，有民族宗教特色以及风土人情，所以收集档案时除了接收机关、团体档案外，还要重视对反映本地区历史面貌档案的收集，从而形成地方特色。

（3）处理好广度与深度的问题

广度是指接收面要广，扩大接收范围，目的是使馆藏的门类、载体和内容多样化。深度是指接收档案的内容要深化，即接收的内容除综合性、指导性、政策性等能够反映国家地区概貌以外的档案材料，还应注意收集一些典型性、经验性、地方性，具有一定深度的，能够反映一些重大活动、重大事件的档案材料。

（4）处理好档案与资料的关系

指档案馆与档案室在收集档案的同时要重视收集和保存与馆（室）藏内容有关的资料。理论上讲，馆（室）的任务是保存档案。但是由于各种原因，造成有些档案残缺不全，使其不能完成任务，而收集和保存与馆（室）藏有关的资料，可以在一定程度上弥补档案材料不全和档案内容记录不详的缺陷。资料收集范围主要包括各种文件汇集、资料汇编、统计资料、大事记、组织沿革，还有一些传记材料、回忆录、本机关出版的一些报刊、书籍、图片、年鉴、史志、家谱、族谱，以及反映本地区、本民族习俗、风土人情、宗教信仰、文物古籍等方面的资料。有的可以和档案一起接收，有的需要各机关、团体的

赠送，必要的时候可以有计划地购买。

二、档案室的归档工作

（一）建立健全归档制度

1. 归档制度的定义

正常情况下，机关档案室的收集工作主要是指机关内文件材料的归档。归档是指各机关在工作活动中不断产生的文件材料处理完毕后不得由承办单位和个人分散保存，必须由文书部门或业务部门予以整理，并定期移交给机关档案室集中保存。因为归档是我国明文规定的一项制度，通常称其为归档制度。

20 世纪 50 年代颁布的《国务院关于加强国家档案工作的决定》里规定，全面推行文书处理部门立卷，以建立统一的归档制度。各机关办完的文书材料应由文书处理部门整理立卷，并定期向机关档案室归档，改变把零散文件随办随归档和成堆归档的错误做法。同时要求各机关的档案材料（包括各机关的收发文件、内部文书、会议记录、电话记录、记述文件、出版物原稿、印模）应由机关的档案业务机构——档案室集中管理，不得由承办单位和个人分散保存。

2. 建立健全归档制度的必要性

（1）从档案的形成来看

文件转化为档案是通过归档来实现的，它是文书工作的终结，又是档案工作的开始。归档是一个关卡，把好这一关，我们的档案就会完整齐全。

（2）从机关档案工作的角度来看

可以说它在一定意义上是建立在归档制度基础上的，因为没有归档制度就不会有完整齐全的档案。没有完整齐全的档案就不会有健全的档案工作。所以建立健全归档制度不仅可以保证档案室能够有连绵不绝的档案来源，为开展各种档案业务活动创造条件，而且也是为国家积累档案财富的重要保证。

（二）归档制度的内容

1. 归档制度

各单位在工作活动中不断产生的文件，处理完毕以后，经由文书部门或文件工作人员整理，定期移交给档案室收集保存，称为归档。在我国，这是党和国家规定的一项制度，称为“归档制度”。

2. 归档范围

《机关文件材料归档范围和文书档案保管期限规定》于21世纪初公布，在这一文件中有详细规定。各单位可根据这一文件精神，结合本单位实际情况，制订本单位的文件材料归档与不归档的范围。

然而由于对所参考价值理解不一，在实际工作中本应归档却没有归档的现状有：

第一，一些短期保存的文件材料没有归档。

第二，本机关的党组、保卫、人事、纪检、财务等要害部门的档案没有归档。

第三，一些会议记录、负责人讲话的记录、检查指示工作的记录、本机关内部形成的文件等没有归档。

第四，没有经过机关盖印的文件、领导人亲启的文件、外出开会带回来的文件等没有经过收发手续的文件材料没有归档。

第五，重要文件的历次修改稿没有归档。

第六，领导有重要批示的转出文件没有归档。

第七，一些重要会议的新闻稿、领导在媒体上的讲话没有归档。

第八，本单位一些统计报表、数据没有归档。

第九，新闻媒体发表的有关本单位的新闻报道、图片、录像没有归档。

3. 归档时间

机关文书处理部门或业务部门一般应在第二年上半年（次年6月底）前向档案部门移交档案。

4. 归档案卷的质量要求

（1）归档案卷质量总要求

遵循文件材料形成的规律和特点，保持文件之间的有机联系，区别不同的价值，便于保管和利用。

（2）具体要求

第一，归档的文件材料种类、份数、页数都应完整齐全。在归档的文件材料中，应当将每份文件的正件与附件、印件与定稿、请示与批复、转发文件与原文件、多种文字形成的同一文件，分别立在一起，不得分开，文电应合一立卷。归档的文件材料保持它们之间的历史联系，区分保存价值，分类整理立卷，案卷标题简明确切，便于保管和利用。

第二，不同年度的文件一般不得放在一起立卷，但跨年度的请示与批复，放在批复年立卷；跨年度的会议文件放在会议开幕年立卷；非诉讼案件放在结案年立卷；其他文件材

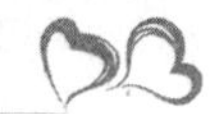

料的立卷应按有关规定执行。

第三，卷内文件材料应区别不同情况进行排列，密不可分的文件材料应依序排列在一起，即批复在前，请示在后；正件在前，附件在后；印件在前，定稿在后；重要法规性文件的历次稿排在定稿之后；非诉讼案件卷结论、决定、判决性文件在前，依据性材料在后；其他文件材料依其形成规律或特点，按有关规定排列。

第四，卷内文件应按排列顺序，依次编写页号或件号。装订的案卷，应统一在有文字的每页材料正面的右上角、背面的左上角填写页号；不装订的案卷，应在卷内每份文件材料的右上方加盖档号章，并逐件编件号；图表和声像材料等也应在装具上或声像材料的背面逐件编号，声像材料应用文字标出摄像或录音的对象、时间、地点、中心内容和责任者。

第五，永久、长期和短期案卷必须按规定的格式逐件填写卷内文件目录，对文件材料的题名不要随意更改和简化；没有题名应拟写题名，有的虽有题名但无实质内容的应重新拟写；没有责任者，年、月、日的文件材料要考证清楚，填入有关项内；会议记录应填写每次会议的时间和主要内容；填写的字迹要工整。卷内文件目录放在卷首，有关卷内文件材料的情况说明，都应逐项填写在备考表内。若无情况可说明，也应将立卷人、检查人的姓名和时间填上以示负责。备考表应置卷尾。卷内文件要去掉金属物，对破损的文件材料的修裱。

第六，案卷标题，如“关于××等中央领导人的重要讲话”“关于××等地区粮食问题的报告”中，“等”字表示省略。“等”作为一个模糊的概念输入计算机，利用查找不便，可以尽量把名字罗列出来，计算机才能显示出来。另外，“本机关”“我校”中的“本”“我”也是模糊概念，同样是不确定的，不要使用。

（3）归档中应注意的问题

第一，电话答复重要问题、会议记录、一些高级领导人的即席讲话应当记录下来形成文字，并要标明作者（责任者）、时间、地点、办理情况等。

第二，注意基层单位的收集工作，一般收集会议记录、决议、请示和报告、计划总结、生产统计报表、分配方案、财会凭证和财务簿、单位的简史等。

第三，要求归档制度的标准化，即用于档案管理的各种图表的外形尺寸、大小、用纸应当统一。

（三）归档工作应注意的问题

（1）档案室应关注文件材料的形成

为保证归档文件的完整，档案室工作人员不仅要通过归档把已经形成的文件材料收集齐全，而且要关注文件形成和处理过程中的情况。

（2）协助文书处理部门做好归档组织工作

①坚持执行归档制度。②平时立卷按时归档，一年一清，不至于积压散失，有利于档案的完整齐全，便于形成者的查考利用，提高机关的工作效率。③由于文书处理人员和业务人员清楚本单位的业务活动及文件形成的内在联系，由他们负责归档，有利于保证归档的质量。④由文书处理部门归档可以使档案室工作人员有更多的时间做好自己的本职工作。

（3）协助督促文书处理部门和业务部门做好归档前的准备工作

①要正确选择立卷归档环节（立卷归档，即立卷地位、立卷工作放在哪个部门、哪级机构的问题）。立卷环节要和本机关的组织形式相适应，采用分设立卷的办法。②要制订机关单位与单位之间，有关机关与机关之间的立卷范围，避免重复立卷。什么样的文件在什么机关组织立卷，什么档案不需要立卷，必须做到有规可循。特别是一些上级机关办公室和办公厅应该对业务部门做出比较具体的规定，各机关要根据自己的实际情况对文件的分工立卷做出相应的规定。例如，如何分工立卷？外级机关发过来的文件，特别是综合性的文件及本机关产生的综合性文件一般由办公厅或者办公室负责立卷；属于部门业务性的文件材料一般由业务承办部门负责立卷；本机关的发文由形成者立卷；合办文件一般由主办单位立卷；会议文件由主办者立卷。总之，谁办谁立卷。要求档案机关之间分工立卷，一般上级党委发过来的文件放在党委办公厅立卷；政府部门发来的文件由政府办公厅立卷；上级业务部门发来的文件由有关业务部门负责立卷。这样可以在一定程度上避免进馆档案重复。

（4）做好临时性文件的收集工作，以补充归档制度的不足

这是一项补救措施，在实际工作中常常归档不全或者不归档，所以这种临时性收集显得尤为重要。临时性文件的收集主要结合保密检查、机构检查、人员调动、临时性工作活动等，有时在进行鉴定时，剔除文件中一些文件，可将有用文件收回。

三、档案馆的收集工作

（一）档案馆档案的来源及收集

1. 档案的来源分类

（1）接收现行机关的档案

现行机关指正在履行正常工作的机关单位，其档案的特点是不断产生和形成。所以说

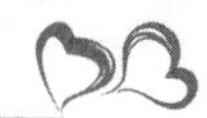

它是档案馆档案不断丰富和增长的主要源泉。

（2）接收撤销机关的档案

撤销机关指由于各种各样的原因被停止工作职能或者撤销行政建制的机关单位。

（3）征集历史档案

历史档案一般是指中华人民共和国成立前历史上曾存在过的一些政权机关、团体、部队、学校、企业、事业单位和著名人物的档案。

（4）档案馆之间的交接档案

档案馆之间送交不属于本馆保管范围档案的工作。

2. 档案的收集范围及保留期限

（1）收集范围

第一，本级各机关、团体及所属单位的具有永久保存价值的档案，省辖市（州、盟）和县级档案馆同时接收长期保存的档案。

第二，属于本馆应当接收的撤销机关、团体的档案。

第三，属于本馆应当接收的中华人民共和国成立以前的各种档案。

第四，档案馆之间交接档案。

（2）保管期限

第一，省级以上档案馆接收立档档案单位保管 20 年左右的永久保存的档案。

第二，省辖市（州、盟）和县级档案馆接收立档单位保管 10 年左右的档案。

（二）现行机关与撤销机关档案的收集

1. 现行机关档案的收集

现行机关档案是我国社会主义革命和社会主义建设具有重要历史意义和现实的宝贵财富。对这部分档案的接收是档案馆收集工作的常规操作。从档案馆的发展来看，档案馆馆藏内容的丰富程度、馆藏质量的高低、馆内工作秩序的好坏，以及提供利用的效果如何，乃至本馆地位的提高，在很大程度上都取决于这部分档案的收集。因此，我们应该投入足够的力量组织好这项工作，为此应做好以下几点。

第一，深入调查研究，做到胸中有数。了解每个属于拟接收机关的档案的形成特点、保存数量、整理状况、保管条件、提供利用的情况，等等。对于这些问题专门调查，要有统计数据和文字记录，目的是有计划地安排接收工作。所以，档案馆应该有专门的人负责这项工作，如有可能应该把这项工作制度化。

第二，在调查的基础上做好档案移交前的业务指导和各项准备工作，尤其是在机关档案室整理移交档案之前做好业务指导。另外，还要做好档案业务移交前的人力、物力安排和准备工作，以便接收时能够做到井井有条。

第三，坚持进馆档案的质量要求和完备的接收手续。《档案馆工作通则》对此有严格的规定，具体来讲，有以下几个方面的具体要求：①以全宗为单位进行认真的整理，保证档案的完整与系统。②档案按照立档单位的组织机构或问题或年度相结合的方法予以分类，同时要将党政机关内的党、政、工、团等各种档案一并整理，统一移交。③文件统一立卷，保管单位要符合相关的标准，卷内文件要系统排列，力求保持文件的内在历史联系，而且卷内文件要编写章号、页号，并填写好卷内文件目录。④案卷的标题应该简明准确，但是还能全面反映案卷内的全部内容。⑤对有损毁的文件要采取一定的保管措施，予以整理。⑥案卷装订要符合相应的标准，案卷封面的编目应该有必要的项目要求、机关与机关机构的名称、起止时间、保管期限、档号（全宗号、案卷目录号、案卷号、页号）。⑦要注意接收和档案有关的材料，补充档案收集上的不足。如一些政策性的文件汇编、统计数字、小报、定期或者不定期的刊物。

第四，要从实际出发，灵活掌握档案的入馆时间。根据相关规定，我们对接收档案时间上的要求是，现行机关档案在本机关保存的期限，原则是省级以上机关应该将永久保存的档案在本机关保存 20 年左右，省辖市和县级以下应该将永久保存的档案在本机关保存 10 年左右，然后向档案馆移交。接收时要考虑档案馆的环境、保管条件，还要考虑机关的性质和档案的特点，此外还要考虑机关离档案馆的远近及交通条件。总之，要从机关的实际情况出发，决定入馆的时间。

2. 撤销机关档案的收集

机关撤销或合并必须将本机关的全部档案进行认真清理，妥善保管，不得分散，并依照规定进行移交和适当的处理。由撤销机关组织人力，负责整理好档案，然后再向有关档案馆移交。机关撤销或者合并时，如有尚未处理完毕的文件，移交应受理这些文件的新机关继续处理，并作为新机关的档案加以保存。如果机关撤销，则该机关档案要一同并入另一机关档案室，但接收后这部分档案要单独保管。如果一个机关并入另一机关，则该机关档案要一同并入另一机关档案室，但接手后这部分档案要单独保管。如果两个或两个以上机关合并为新机关，这几个机关的档案应由新成立的机关接收，但合并前的档案要分开保管。

撤销机关的业务分别划归几个机关的，其档案材料不得随之分散，仍作为原机关档案的一部分，按全宗整体移交有关档案馆，或由其中一个机关完整地代管。一个机关交入另一个机关，或几个机关合并为一个新的机关，其档案材料仍按原全宗为单位向有关档案馆移交，或由新机关代管。一个机关内一部分业务或者一个部门划给另一个机关接收，其档

案材料不得由原全宗中抽走而带入接收机关，如果接收机关需要利用，可按手续借阅或者复制。

（三）各级国家档案馆收集档案范围的规定

21 世纪初，国家档案局公布的《各级各类档案馆收集档案范围的规定》中规定如下。

各级综合档案馆依法接收本级下列组织机构的档案：

中国共产党委员会及所属各部门；

人民代表大会及其常设机构；

人民政府及其所属各部门和单位；

人民政协及其常设机构；

人民法院、人民检察院；

各民主党派机关；

工会、共青团、妇联等人民团体；

国有企业、事业单位。

各级综合档案馆可全部或部分接收以上机构的下属单位和临时机构的档案。

乡镇机构形成的档案列入县级综合档案馆接收范围。

中华人民共和国成立前本行政区内各个历史时期政权机构、社会组织、著名人物的档案列入综合档案馆收集范围。

本行政区内重大活动、重要事件形成的档案、涉及民生的专业档案列入综合档案馆收集范围。

经协商同意，综合档案馆可以收集或代存本行政区内社会组织、集体和民营企事业单位、基层群众自治组织、家庭和个人形成的对国家和社会有利用价值的档案，也可以通过接受捐赠、购买等形式获取。

各级部门档案馆，收集本部门及其直属单位形成的档案，但其中履行行政管理职能的档案，要按有关规定定期向综合档案馆移交。

各级专门档案馆，收集本行政区内某一专门领域或特定载体形态的专门档案或档案副本。

国有企业、事业单位设立的档案馆，收集本单位及其所属机构形成的档案。国有企业发生破产转制，事业单位发生撤销等情况，其档案可按照有关规定由本级综合档案馆接收。

省级以上（含省级）档案馆接收保管期限为永久的档案，省级以下（不含省级）档案馆接收保管期限为永久和30年以上（含30年）的档案。

档案馆要适应信息化建设的需要，收集电子档案和纸质档案的数字化副本。有条件的档案馆应根据国家灾害备份的要求，建立电子文件备份中心，开展电子文件备份工作。

档案馆在收集档案时，应同时收集有助于了解档案内容、立档单位历史的资料，收集有助于管理和利用档案所必需的专用设备。

各级各类档案馆要根据本规定制定本馆的收集档案范围细则和工作方案，经上级档案行政管理部门同意后施行。

（四）历史档案

1. 历史档案的概念

习惯所称的历史档案，是指在中华人民共和国成立以前的档案。

2. 我国革命历史档案在档案部门的基本状况

革命历史档案是一个历史概念，它是指中国共产党及其领导的革命组织和革命活动家在中华人民共和国成立前形成的档案。这一批档案是我们党和老一辈革命家领导革命斗争的历史文化财富，对于我们研究革命史、党史，以及总结历史经验，进行爱国主义和传统教育都有着重要意义。由于中华人民共和国成立前中国共产党始终处于地下斗争和游击战争的斗争环境，所以这批档案的保存存在以下问题：①残缺不全；②大量流失到国外；③不系统、不集中；④档案载体材料差。

3. 收集整理革命历史档案的意义

收集好革命历史档案是正确总结历史经验和教育子孙后代的生动素材，是保护我们伟大祖国历史文化遗产、维护党和国家历史面貌的重要措施。

这是一项具有抢救党和国家历史文化财富性质的工作，是党和国家当前与长远利用的需要，是实行档案集中统一管理的一项有效措施。

4. 征集途径

档案馆可向有关单位征集代管的建国以前的档案和材料，向兄弟档案馆征集，向图书馆、博物馆、纪念馆征集，向古旧书店、废品收购部门征集，向寺庙、古迹保管部门征集，向个人征集，向少数民族地区历史档案馆征集。

第二节　档案的整理与鉴定

一、档案整理工作概述

（一）档案整理工作的内容

档案整理工作就是把需要进一步条理化的档案进行基本的分类、组合、排列和编目，使其系统化。这项工作是以区分全宗、分类、组卷、排列等形式加以完成的。经过整理后的档案应该尽量达到全面、历史地反映立档单位的活动面貌，能够揭示出文件材料之间的相互联系，保证查找的顺利，以便充分发挥档案的作用。

在档案学中，档案的整理通常指狭义上的档案整理，其内容主要包括区分全宗、分类（全宗内的分类）、组卷，卷内文件的整理，案卷封面的编目，案卷的装订，案卷的排列和案卷目录的编制等一系列内容。上述工作就是档案整理工作的基本程序，这个程序又成为整理工作的基本环节。这个工作环节是从整体上讲档案整理工作的基本程序，但具体操作起来并不是在任何情况下各项工作都必须全做。档案馆（室）整理档案总的来说有以下三种情况。

第一，档案室在正规条件下，接收的是文书处理部门或业务部门按归档要求整理好的档案，而档案馆在正常情况下接收的是机关档案室按入馆要求整理好的档案。因此，档案馆（室）是在正常情况下进行更大范围的整理，即从整个档案馆（室）对档案的排放和各种管理要求出发，对这些档案做进一步的系统整理和编目。

第二，档案馆（室）对已经整理好的档案进行局部加工或者进行质量检查，对不符合要求的案卷予以加工整理。

第三，接收的零散文件必须予以全过程整理。档案整理工作如从作业环节的性质上划分，也可概括为系统化和基本编目两大类。

（二）档案整理工作的步骤

第一，了解情况，拟订方案：主要应了解立档单位的情况，其成立、撤销和变化的时间以及原因，其职能、隶属关系、内部机构、负责人情况、文档工作情况，其印章和标记；还应了解全宗的数量、所属年代（形成时间）、主要内容、保管状况、完整程度、混杂情况、整理质量及提供利用时间。

第二，区分全宗和分类。

第三，细分和组卷、草拟案卷标题。

第四，初步排列案卷顺序，检查分类是否合理，并进行适当调整。

第五，全面审查修改标题。

第六，固定排列位置、编制案卷目录以及文件的张号、页号、件号。

第七，对某些破损的文件进行裱糊。案卷的排列以全宗为单位，按照不同的分类、载体或保管期限分别排列。排列方法要统一，不能随意变动。

（三）档案整理工作的意义

1. 档案系统整理是进一步发挥档案作用的前提条件

保存档案的目的是提供利用，零散的档案无法提供利用，只有按照一定的原则、方法进行系统整理，并予以分门别类之后才能为提供利用创造条件，才能最终发挥档案的作用。

2. 档案系统整理为其他业务环节工作的顺利开展奠定基础

未经鉴定的档案往往玉石不分，对档案进行科学正确的整理正是有利于档案价值的鉴定。由此可见，档案的整理是档案管理工作承上启下的关键步骤。

3. 档案系统整理为妥善保管档案提供条件

只有把档案整理好，并且用编目的方式将档案保管单位和分类排列顺序固定下来，才能使档案、文件有一定规律和顺序，这样才能便于档案的科学管理。

4. 档案系统整理是档案统计工作的基础

只有整理好的档案才能为统计提供基本单位和体系。

5. 档案系统整理是档案检索工作的条件

只有整理好的档案才能编制检索工具。

6. 档案系统整理能对档案的收集予以促进

通过系统的整理，可以进一步了解和检查档案收集工作的质量。由此看来，整理工作同档案工作各环节关系密切。

（四）档案整理工作的原则

档案整理应该遵照其特点和规律，充分利用原有的基础，在保持文件之间历史联系的

前提下，进行分门别类，使整理出来的档案能够如实地反映立档单位历史活动的真实面貌，便于保管和利用。该原则包含以下四层含义。

1. 档案整理必须要遵循档案的形成特点和规律

档案是在一定时间由一定的机关和个人在社会实践活动中形成的。每个时期形成的档案分别反映该时期的历史活动情况，而且不同时期形成的档案有着各自不同的历史特点。因此，应把不同时期、不同政权性质所形成的档案分开整理，这样做的目的是保持各历史时期形成档案的历史联系性。如果违背这一原则，就会人为地破坏这种历史联系性和历史完整性。同时档案又是在各自机关活动中形成的，各立档单位在自身活动中行使着各自的职权，分别开展着自己的工作、生产、科研等活动。大中型机关又设有自己的内部机构，这类机关分别承担着各自的任务，履行着各自的职能，于是就形成了各自的档案。这些档案之间也存在着密切的联系，因此我们在整理档案时应把同一机关的档案放在一起，不能把它们随意割裂开。这样做的目的是保持各个机关形成档案的完整性和历史联系性。

2. 档案整理应充分利用原地基础

档案整理应充分利用历史上形成或保存下来的档案或者某一机关已经整理，并按照一定方式、方法保管起来的档案。档案作为历史文化的产物，不仅记录了历史文化活动，而且记录了当时保管档案的情况和成果。我们要重视前辈的劳动成果，不能轻易否定和随意改变这一历史状况。因为不同历史时期、不同机关单位的档案整理状况反映了当时的整理水平和历史特点，所以我们在整理档案的时候，要充分重视和利用这一原有的基础，其包括两层含义：其一，要充分重视和利用原有的整理基础，以确定档案整理的任务和要求，不要轻易打乱原有的基础重新整理。一般而言，只要不是零散文件，只要是过去已经经过整理的档案，而且有规可循、有目可查，就力求保存原有的整理体系，或者是在此基础上做一些必要的加工就足够了。必要的加工是指对整理问题严重的档案采取一些补救措施。其二，在整理当中要重视原有的整理成果和保存状况，并且充分利用。

3. 档案整理必须保持文件间的历史联系

档案是由文件转化而来的，文件之间必然有一定的内在联系，我们在整理时必须要予以充分的重视，把握它们之间的来龙去脉，按照文件自然形成的秩序予以整理，使之成为一个科学的有机体。所谓文件之间的历史联系是指文件在产生或者处理的过程中形成的内在的相互联系。这种联系是文件内部固有的本质联系，主要体现在以下四个方面。

第一，文件来源方面的历史联系者一定个人为单位有机形成的历史联系。整理时必须保持这种联系，也就是说一个机关、一个组织单位或者一定个人单位形成的档案不要轻易打乱，只有保持了这种固有的内在联系，才能如实地反映形成者的历史面貌。档案离开来源方面的历史联系就会破坏其价值，只有保持了这种来源联系才能保持内容、时间与形式的联系，所以说来源联系是文件之间的首要联系。只有在此前提下，保持其他方面的联系才有意义。

第二，文件内容方面的历史联系文件是为解决问题而产生的，不管是科研、产品设计，还是侦破案件、处理某一问题、召开一次会议等，都要形成一系列文件。围绕某一问题而产生的档案就记述和反映了这一活动的情况，形成的这些档案在内容上互有密切联系，它是一个有机整体，是不可分割的，整理档案时必须注意保持其联系。通常情况，在组成案卷的时候，一个问题就形成一个案卷，所以在整理档案的某些程序中保持文件内容上的联系往往是最重要、最深刻的联系。如果内容上的联系不够，保持其他方面的联系往往会成为一种形式。

第三，文件时间方面的历史联系档案是历史的产物，档案的形成者（机关、组织、个人）进行具体活动都有一定的过程和阶段性，这就使文件之间自然具有一种时间上的联系。例如，机关工作一般是逐年进行的，因此逐年形成档案，所以哪个年度的档案就会反映该年度本机关的活动情况。因此整理档案时不能打乱档案形成时间的联系。

第四，文件形式方面的历史联系文件形式包括文件的种类、记录方式、载体材料等。因为文件的形成标志着档案的产生特点和作用，在某种程度上也能反映文件的来源、时间，甚至是内容，所以整理档案时，有些档案需要按照载体形式和文件形式予以整理。按照形式整理档案是在特定情况下要注意的，而非绝对。

综合以上四个方面的文件之间的历史联系，我们可以总结出以下两点。

第一，文件之间的历史联系是客观存在的，整理档案、保存文件之间的历史联系是按照客观规律办事，而且经得起历史检验，我们整理档案时应该坚持这一做法。因为这是工作者长期实践，经过证明而行之有效的科学原则。经验告诉我们，不能违背档案的形成规律，必须保持文件历史联系这一整理原则，并且使之在实际情况中不断得到丰富和完善。

第二，文件之间的历史联系有时是错综复杂的，整理档案时不能随便以某种联系就保存档案，必须根据档案的实际情况找出最本质、最重要的联系予以保存。一般而言，是在保持文件的来源联系的前提下，兼顾内容和时间上的联系。保持文件之间的历史联系是相对的、有条件的，而非绝对化。我们要从整理文件的具体情况和实际条件出发，实事求是，选择最佳联系予以保持。因为在整理的各个环节，由于阶段不同，有时强调的侧重点也不一样。

4. 档案整理应做到便于保管和利用

所有的档案整理工作其目的应该是便于保管和利用，这是档案整理工作的基本出发点和最终要求。整理时，如果出现保持历史联系与保管和利用产生矛盾时，应优先考虑后者。虽然大多数情况下，二者是一致的，但产生矛盾时，前者应服从后者。

二、全宗和立档单位的划分

（一）全宗的概念及其意义

1. 全宗的定义

全宗是一个独立的机关、组织或个人在社会活动中形成的档案有机整体。

2. 全宗的含义

第一，全宗是一个有机整体，这就说明全宗具有不可分割性。一个机关、组织或者人物形成的档案反映了它们的各种活动及其相互之间密切联系的整体过程。另外，全宗是组成国家档案的基本单位，除个别情况以外，同一全宗的档案不可分散，不同全宗的档案不可混淆。

第二，全宗是在一定的历史活动中形成的，这说明全宗这个整体具有客观性，而不是纯粹人为的，也不是任意的。它体现了档案及其形成的特点，是档案整理和分类的典型方式。

第三，全宗是以一定的社会单位为基础构成的，这就说明了特定档案的整体来源和界限，以及全宗单位的相对稳定性。所以说全宗是以产生它的机关、组织和个人为单位而构成的，这就为档案全宗这一整体确定了一个时空范围以及纵向和横向的区分标准。

3. 全宗的意义

（1）符合档案的形成规律和特点

同一个全宗的档案不能任意分散，不同国家的档案不能随意混杂，科学理解文件的历史联系。档案都是围绕一个机关或个人的活动而形成的，便于保管利用。

（2）全宗是组成国家全部档案的基本单位

对档案管理有重要的组织作用。

第一，在我国，国家所有的档案为国家档案全宗，由许多小全宗组成。另外，全宗也是档案馆的统计单位。

第二，全宗也是一个相对的概念，我国一般称全宗、国家档案全宗，档案馆全宗则很少提。一个档案馆收集的若干全宗数为档案馆全宗，我国称为馆藏。

（3）全宗是保证整理工作质量的重要条件

区分全宗是整理工作的第一步，在档案整理上占有重要地位。

（4）全宗为档案提供利用，奠定了科学基础

如果全宗划分准确，全宗档案完整齐全，就会为档案利用带来方便，能够准确研究每个机关的活动情况和历史面貌。按照全宗整理档案，能够揭示档案内容的实质，从而正确评价档案的价值，为档案的提供利用奠定科学基础。

（5）全宗是对档案进行科学管理必须遵循的重要原则

按全宗管理档案，是档案管理区别于图书管理及其他文献管理的重要特点之一。

（二）立档单位及其构成条件

1. 立档单位

立档单位指形成全宗的机关、组织或者人物，也称为全宗构成。一个独立机关算一个立档单位，一个立档单位形成的档案构成一个全宗。从档案学角度来讲，需要弄清何谓独立机关，它形成的档案如何能构成一个全宗；什么样的机关是内部设定的组织机构，即要明确何种组织单位才算立档单位。

2. 构成条件

构成立档单位的条件（即构成全宗的条件）：确定一个组织单位是否是立档单位，主要看它能否独立地行使职权，其主要标志是看它们在工作上、组织上、财务上是否具有一定的独立性。

第一，可以独立行使职权，能主要以自己的名义对外行文，具有行文权；从工作上或者生产上能够以自己的名义对外行文、联系工作、协调问题，决定职权范围内的重大事项，也就是说，独立机关首先应该是一个独立的法人代表。

第二，从财务上讲，一个独立机关通常又是一个会计单位，具有自己独立的财会机构和人员，可以有自己的预算和结算。

第三，一个独立机关大多有单独的人员编制和专门管理人事的机构或人员，而且还有一定的人事任免权。

我们要正确理解上述三个条件，千万不能绝对化。所谓的独立性是相对的，我们应看到它们是相互联系、同时存在的。但对某些特殊情况，尤其是某些机关不同时具备该上述三个条件时，关键看第一条，不要以单位大小、人员多少来决定它的性质。

3. 档案整理中分析立档单位的一般方法

我们在档案馆内整理档案，特别是整理零散档案的时候，确定一个组织单位是否是立档单位，它所形成的档案能否构成全宗，可以从以下两个方面来考察。

第一，从规定档案的职权范围、工作任务、隶属关系、组织编制等方面的法规性文件

或领导性文件上查找依据。比如一些决议、决定、章程、条例、办法、规定、命令、重要的会议记录等。这些文件一般是上行机关制定或者批准的，可以从中看出这个单位的职权范围、工作任务等。另外，还可以考察这些单位的印信、组织党委名称、文书处理情况等。

第二，要从实际情况来看，在研究上述文件的同时，结合本单位的工作、生产等实际活动情况考察和分析。这主要是从本单位的文件形成方面来考虑，看它能否独立行使职权，能否以自己的名义独立行文。还有一些特殊情况，特别是解放战争时期，一些机关的法规性文件没有保存下来，这就需要根据实际情况，确定它是否为立档单位。

（三）立档单位的变化与全宗的划分

由于社会的发展、工作的需要，常常会导致一些机关的增设、撤销、合并以及机关名称的改变，职权范围和隶属关系的调整等各种变化。这些变化往往呈现出一种多样性和复杂性，有些变化还会影响全宗的划分。怎么样在立档单位的变化中区分全宗呢？一般要看机关（立档单位）的变化是否属于根本性的变化。如果属于根本性的变化则需要构成新的全宗，反之则不需要构成新的全宗。一个单位能否发生根本性的变化主要取决于立档单位的政治性质和基本职能。

1. 政治性质与全宗的划分

对于政府机关、团体和事业单位，主要是从政治性质判断其变化。就政权而言，政治性质变了，取而代之的就是新的政权机关。因此，不同政权机关形成的档案应该分别构成不同的全宗，这些档案不能混淆。但是在政权机关中有两种不同的情况。

（1）政权性质发生了根本性变化

中华人民共和国成立前后两种根本不同性质的政权形成的档案要严格区分开，各自构成单独的全宗，从当地人民政府成立之日起要构成新的全宗。

（2）政权变了，但性质没有发生根本性变化

它们在各自档案的具体阶级内容上还是有区别的，因为这些政权都是历史条件下的产物。它们标志着不同的历史时期，反映着不同的阶级关系，因此不同政权的档案也应分别构成不同的全宗。只有这样才能正确反映不同历史时期政权的变化情况。但有两种特殊情况：①同一政权时期，当权人物的变化不影响全宗的划分，当然也有特殊情况。②各政权时期，各政党、群众团体、宗教组织的档案不受政权变更的影响而划分全宗。

2. 基本职能与生产关系的改变

在同一政权时期内，由于工作的需要和情况的变化，常常会发生机构的撤销、合并、

改组和新建。这种变化有时候会引起立档单位和全宗的变化，主要看其是否发生了根本性变化。根本性变化主要是看机构的基本职能和社会独立性是否发生了变化，如果没有发生变化，就说明机构没有发生根本性变化。有下列情形之一者，机构形成的档案要构成新的全宗：

第一，由于工作需要新成立的机关、团体、学校等，其职能从无到有，所以该机构形成的档案要构成新的全宗。

第二，几个旧机关合并成一个新的机关，新成立的机关代替了已被撤销的旧机关的职能，可以说机关的职能发生了根本性变化。这样原来被撤销的机关的档案要构成新的全宗，其合并成立的新机关的档案要构成新的全宗。

第三，由于工作发展的需要，原来机关的内部组织机构扩大了职能，形成独立的机关，则该机关从独立之日起所形成的档案要构成新的全宗。

第四，由于工作的需要，原来的独立机关成为某一机关的内部组织机构，这种作为独立机关所形成的档案要单独构成新的全宗，从属以后所形成的档案要和从属机关的档案一起构成新的全宗。

第五，合署办公的机构，文件如果分开处理，它们形成的档案应单独构成全宗。

有些情况则不影响全宗的划分：①机关职能扩大或缩小；②机关名称的改变；③机关隶属关系和地点的改变；④机关内部组织机构的调整；⑤由于某种原因，机关中止工作一段时间，之后又恢复正常的工作活动。虽然是前后两段工作时间，但是机关的性质、职能、任务都没有变，这种情况下应把前后两段时间所形成的档案作为一个统一的全宗来处理。

总的来讲，在立档单位的变化中区分全宗是一个比较复杂的过程，尤其在实际工作中更是复杂多样。我们所讲的只是常见的一般情况，在实际工作中遇到问题，应该实事求是，具体问题具体处理。处理的原则首先是要考虑全宗的构成条件，研究档案的实际情况，保持档案之间的历史联系；其次是要从保存档案的实际情况出发，考虑便于保管和利用，以及实际工作的开展。

（四）人物全宗

人物全宗也称个人全宗，指著名的政治家、社会活动家、科学家、艺术家、教授，以及一些知名人士在其一生活动中形成的全部档案。历史上一些著名的家庭、家族以及其在社会活动中所形成的档案也归入人物全宗。人物全宗除了立档单位本身的活动所形成的文件材料以外，还有许多其他的材料，包括手稿、讲话稿、电文、信函、日记、笔记、照

片、录音带等，还包括他人及直系亲属能够说明立档单位情况的材料。当个人全宗存在公私档案混杂的情况时，一般情况下，个人留复印件，机关留原件。应注意两点：①不得收入官方档案原件。②一个人一生无论身份、政治立场如何变化，只构成一个全宗。

人物全宗的收集问题：个人在公务活动中形成的文件，原件应放在立档单位全宗中，复印件或附件可归入个人全宗；另外，个人在他非公务活动中形成的文件，原件应归入个人全宗。

（五）全宗的补充形式

在档案整理过程中可能会遇到许多特殊情况，有时候很难按照理论来划分全宗，这就需要我们按照实际情况来划分，于是就出现了全宗的补充形式。

1. 联合全宗

联合全宗指在某种特殊情况下，由于两个或者若干个互有联系的立档单位所形成的档案难以区分而作为一个全宗来进行整理和保管。适宜构成联合全宗的一般情况有以下两种。

第一，前后存在两个立档单位，在工作上有密切的继承关系。理论上讲，这两个机关所形成的档案应该作为两个全宗进行整理。但是，因为它们的档案之间有较密切的联系，前后之间又有继承关系，特别是一些机关为期较短，而且相互交替，导致档案混杂在一起，不能很好地区分全宗。这种情况就可以组成联合全宗，从而可以较好地保持文件之间的历史联系，也便于档案的保管和利用。当然，在整理时可以将两个机关的档案加以区分，也可以在整理说明或者其他地方指出构成联合全宗的原因和有关情况。

第二，两个或者若干个有密切关系的机关合署办公。这种机关对内是统一编制，一套机构，一班人马，也有必要的分工，对外则是挂两个或者两个以上的牌子，而且用不同的名义对外行文。实际上，这种机关形成的档案应该看成一个整体。因此在一般情况下，这种机关形成的档案应构成联合全宗，目的是要更好地保持文件之间的历史联系。在此，必须指出，只要档案能够分开，就应该单独构成全宗。因为联合全宗毕竟是整理档案的一种补充形式和辅助方法，只能适用于少量特殊情况，不可以随意乱用。

2. 汇集全宗

所谓的汇集全宗就是档案馆将自己保存的性质相近，数量较少，而且又不完整的若干档案暂时汇集起来，将其作为一个整体予以编号和保管。应该说这是在某种特殊情况下对特定档案采取的特定做法，这项工作一般由档案馆自己完成。

3. 联合全宗与汇集全宗的区别

（1）构成不同

联合全宗的档案相互之间有密切的联系，因为档案分不开才构成全宗，其目的是保持档案之间的历史联系，便于保管和利用。而汇集全宗是不一定有密切联系的档案由于特殊情况不适宜单独编号和保管，才临时汇集在一起。

（2）性质不同

联合全宗是长久性的，一旦确定下来以后就不再变动。而汇集全宗往往带有临时性，一旦可以区别开来，就可以重新整理全宗。

档案汇集即用人为的方法，把一些无法确定的残缺档案或零散档案组合起来的档案混合体，我们将其按全宗的形式进行编号，并作为一个单独的全宗来进行保管。

（六）判定档案的所属全宗

判定档案所属全宗关键在于确定档案的形成者——立档单位。

我们在整理积存档案和零散档案时，需要解决某一件档案或者某一些档案的归属问题。一个全宗的档案不外有三种文件：收文、发文和内部文件。立档单位的内部文件和法文的作者就是其档案的形成者，收文一定要以实际收受者，且以最后办理者为准，一般实际收受者就是其档案的形成者。

我们要区分两个概念：档案的形成者、文件的作者。

第一，对内部文件和发文，档案的形成者就是文件的作者；对收文，档案的形成者是文件的实际收受者。

第二，判定的对象是案卷时，要注意，卷皮上往往都标明了立档单位。

第三，没有标明作者或收文者的，要分析和考证。

第四，档案经几个立档单位办理，归入最后承办完毕的立档单位的全宗。

（七）全宗群

全宗群指互有联系的全宗构成的一个群体。在一定的时间、地点、条件下活动的各个机关彼此之间并不是孤立的，而是会产生一些相互之间的社会联系，这种联系必然会反映在各自形成的档案上，从而就使全宗之间产生必然的历史联系。这种历史上形成的有联系的若干全宗，我们称之为全宗群。例如，党群系统、行政系统、工业交通系统、农林水利系统、财粮商业贸易系统、科学文化教育卫生系统等；再如，××地区政法系统全宗群、解放战争时期党政机关全宗群。

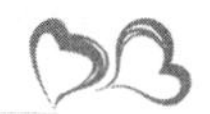

三、全宗内档案的分类

（一）分类的意义

1. 档案实体的分类包括两个层面

第一，从全宗的整体而言，根据档案的时间、来源、内容等属性将其区分开，把相同的档案放在一起，相近的档案联系在一起，然后将其整理成有条理的系统。从管理学角度讲，这叫作类集。

第二，针对具体的文件，根据档案的内容、作者等特点将文件归类到特定的分类体系中。从管理学角度讲，这叫作归类。

2. 档案分类的独特意义

从广义上讲，在整理档案的过程中，区分全宗也是一种分类。我们按照档案的来源、时间、内容以及形式上的异同，用科学的方法将全宗内档案分门别类，然后将其组成一个特定的有机体系，以便文档能够有条理地反映立档单位的历史变化。这项工作是在区分全宗以后，具体组卷以前进行的。这样来看，分类工作具有其独特的意义，这体现在以下三点。

第一，分类是实体档案进行科学管理的重要方法之一。一个全宗的档案是一个有机整体，但是仅以全宗为单位来整理档案显然是不够的，因为一个立档单位的工作有若干个侧面。为了能够体现每个侧面的工作，需要将一个全宗内的档案分成若干个类别，而为了体现各个单位之间的联系，又需要有秩序地按照类别予以排列。所以，分类是档案进行科学管理的方法之一。

第二，分类是实施档案系统整理工作的重要环节之一。档案经过区分全宗之后，一个全宗内有大量的、互有联系的文件，如果不加以分类，仍是一堆杂乱无章的文件，无法进行查找和利用，只有分类以后才能有条理地反映立档单位的历史面貌。所以从某种程度来讲，分类为档案的利用提供了有利条件。

第三，全宗内档案分类的优化，为档案的全面管理和利用提供了有利条件。

（二）分类的基本要求

采用什么样的分类方法要从档案的形成特点和规律出发，要符合档案形成的实际情况，保持档案之间的历史联系。所以分类时尽量不要打乱档案原来形成的组织系统，要尊重其形成规律，分成的类别要尽量符合档案形成的实际条件。分类要注意档案的思想性、科学性、统一性、排斥性和伸缩性。

1. 思想性

档案的思想性指政治思想方向。一些档案具有阶级性，分类时要坚持变动规律和历史唯物主义的基本观点，既能揭示档案的本质，又能反映档案的客观内容。当然其最终目的是能够反映立档单位的历史面貌。

2. 科学性

档案的科学性就是指分类要尽量按照档案的形成关系和内在联系进行，分出的类别要尽量符合立档单位档案的实际情况，而且要尽量做到条理清楚、概念明确、界限分明，层次不宜过多。分类体系应该按照从总到分，从一般到特殊，从简单到复杂，从低级到高级，从抽象到具体的步骤进行。

3. 统一性

要做到分类标准统一，做法一致，不要前后矛盾，特别是同级分类。

4. 排斥性

在同级分类当中，地位相等的内容上互相排斥。

5. 伸缩性

在类别设计上，项目的设置要有限制，不要太琐碎，要有概括性，可伸可缩。分类要注意实用性，以及便于保管和利用。

（三）分类的方法

1. 一般方法

（1）时间分类法

①年度分类法；②时期分类法。

（2）来源分类法

①组织机构分类法；②作者分类法；③通信者分类法。

（3）内容分类法

①问题分类法；②实物分类法；③地理分类法。

（4）形式分类法

①按文件种类分类；②按载体形态分类；③按形状规格分类。

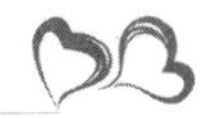

2. 常用方法

（1）组织机构分类法

即按照立档单位内部组织机构把全宗内的文件分为各个类别。它是全宗内档案分类方法中最常见、最常用的一种方法，也是分类时优先考虑使用的方法之一。

①优点。

A. 符合一般全宗档案形成的特点和规律，能够较好地保持全宗内档案之间的历史联系，整理后的档案能够较好地反映立档单位的历史面貌。B. 具有问题分类法的主要优点，因为除综合性部门以外，机关内部设立的各个组织机构，大多数是按照分工来主管机关某一方面的业务。因此，它们形成的文件也大都涉及其主管的业务工作。突出来讲，某一机构形成的档案就是某一问题方面的档案，也可以说某一组织机构的档案就是一个大专题。所以这种分类方法在一定程度上使问题相同的档案相对集中。C. 具有方法简便、好学易懂、分类准确、便于掌握的特点，有利于实际工作的开展与进行。采用这种分类方法，无须过多考虑类与项的设置，只要弄清内部设立的组织机构，基本上就能明确应该设立的类或项，而且类或项的名称也就有了，即组织机构的名称。D. 与我国文书处理部门立卷归档制度相吻合。总之，组织机构分类法是全宗内档案分类的一种比较科学合理的分类方法，我们进行全宗内档案分类时，特别是对现行机关档案分类时，应优先考虑此方法。

②适用条件。

A. 形成档案的立档单位内部必须设有组织机构。B. 机关内部设立的组织机构比较稳定，不经常变动，或者是变动较小，也不复杂。特别是第一层分类时采用该方法，更要求内部组织机构要相对稳定。C. 机关各组织机构职能要明确，文件能够按照各自的机构分开。D. 全宗内档案比较齐全，按组织机构分类要有实际意义，如果全宗内档案残缺不全，就需要从实际出发，选择恰当的分类方法。

③应注意的问题。

A. 分类到哪一层，要根据立档单位的实际情况、机关规模、档案数量等多方面的因素来决定。一般情况下，分类到组织界限清楚、职责分明的那一层就可以了，也就是文件能够分开的那一层。B. 文件的归类问题，一般是哪个机构承办就归到哪个机构，总之来讲，归类方法应该一致，要有延续性。

（2）问题分类法（事由分类法）

即把全宗内的档案按照文件的内容、说明和反映的问题分为各个类别。

①优点。

A. 能够较好地保持文件在内容方面的历史联系。因为文件是机关在其自身工作生产活动中为解决问题而产生的，然后将其中有保存价值的文件归档之后形成档案，所以它能够较好地反映问题。B. 能够比较突出地反映一个机关的中心工作和主要活动，较好地反映机关的活动面貌。C. 能够使相同性质的文件加以集中，便于按照专题进行查找和利用。

②适用条件。

A. 机关规模小，人员少，没有设置内部组织机构。B. 机关内部组织机构不稳定，常有变动，且变动比较大，也比较复杂，不宜用组织机构分类法进行划分。C. 机关内部组织机构之间分工不太明确，或职责常有变动；或者由于某种原因，全宗内档案被打乱，各内部组织机构的档案混杂在一起，很难按照组织机构分类；或者是文件残缺不全。D. 全宗内的档案采用组织机构分类后，如果每一类的档案数量还比较多，那么下一层次的分类就可以采用问题分类法，即组织机构问题分类法，将二者结合使用。

③应注意的问题。

A. 一个全宗内的档案究竟如何设置类或项，必须从立档单位的工作和形成档案的实际情况出发，力求做到类与项的设置与档案的实际情况相吻合。B. 类与项的设置要合乎逻辑，概念明确，层次要清楚，不能含糊不清。类与项的用词要正确恰当，类别概念的外延要同全宗的大小相适应。类与项是平行关系，不能相互交叉和相互包含，要弄清它们之间的种属关系，注意简称的应用。C. 关于设置总类的问题，要先设置总类、总项，即第一类、第一项。尽管档案的种类不同，所设立的类项的名称和数量也有很大差异，但第一类应设综合类，第一项应设综合项。D. 必须按照文件的主要内容进行归类，这种按问题分类的主要内容也是决定分类质量高低的主要环节，一般情况下，文件记述和反映的问题在文件的标题上都能够得到体现。

（3）年度分类法（即按照形成和处理文件日期所属的年度进行分类）

①优点。

A. 符合档案按照时间形成的特点和规律，能够较好地保持文件在形成时间方面的历史联系，能够较好地反映立档单位逐年工作的特点和发展变化的情况。立档单位的工作都是按照年度进行安排的，档案也随着机关的活动一年年地形成，因此只要把每个年度的档案集中保存，就大体反映了机关活动的历史面貌。B. 便于人们按照时间的角度查找和利用档案，也便于实际工作的开展和进行，特别是现行机关档案的分类，采用年度分类法就十分简便，与我们推行的归档制度相吻合。C. 可以普遍地结合其他分类方法，分层联用、好学易懂、层次简单、界限分明。因此，年度分类法应用非常广泛，特别是现行机关的档案，几乎每个全宗的档案都有条件采用该分类方法。但有两种情况例外，一是立档单位存在的时间很短，二是全宗内的档案已经被打乱了年度或者已经按照其他分类方法进行了

分类。

②应注意的问题。

正常情况下，每年的文件都反映当年的工作，文件形成时间和记述内容往往是一致的。但有些特殊文件，即有些文件有写成、发出、收到、办理日期等情况，如果出现了跨年度的时间，就要具体分析各类档案的实际情况，是文件上有属于不同年度的几种日期，二是文件上没有标明日期。

文件有写成日期、签署日期、批准日期、会议通过日期、公布日期、生效日期、发文日期、收文日期。如果一份文件上有两个以上的日期，就需要根据文件的特点确定一个主要日期，即最能说明文件的日期，将其归入相应的年度类别中。例如，内部文件和一般的发文应该以写成日期为依据，来往文书的收文应该以手稿日期为依据，法律、法令、条例等法规性文件以批准日期或公布生效日期为依据，指示、命令等文件以签署日期为依据，计划、总结、预算、决算、统计报表等，以内容针对的年度为依据，跨年度计划归入开始的那一年，跨年度总结归入最后一年度。如果文件没有标明日期，就需要对文件进行考证，根据文件的内容、材料、格式、字体以及文件上的各种标记来确定相对准确的日期。还有一种情况，有的立档单位的工作是专门年度，一般是自然年度与专门年度相结合，有规律地排列下来。简单来说，就是两种文件分别分类、交叉设类。

（四）复式结构分类方法的选择与编制

在实际工作中只采用一种分类方法的情况很少见，往往是几种分类方法结合使用。

1. 年度——组织机构分类法

年度——组织机构分类法是指先把全宗内的档案按年度分类，再在年度下面按组织机构分类。该分类方法适用于立档单位内部组织机构相对稳定，即使有变化也不复杂的全宗，一般也不受机构变动的影响，每年归档的案卷一次性依次上架，而且不需要留空。所以，现行机关的档案采用这种分类方法比较适宜。但是它也有一个缺点，按年度分类，前后联系不够紧密。

2. 组织机构——年度分类法

组织机构——年度分类法是指先把全宗内的档案按组织机构分类，再在组织机构下面按年度分类。如果按年度分类完，文件还较多，可以再按问题进行分类。这种分类方法适用于立档单位内部组织机构多年来比较稳定，或者是在比较稳定的情况下略有调整或变动的全宗，一般多用于撤销机关的档案分类。如果将此分类方法用于现行机关，排架时则需要留空。

3. 年度——问题分类法

年度——问题分类法是指先把全宗内档案按年度分类，再在年度下面按其所反映的问题进行分类。这种分类方法适用于立档单位内部组织机构变动比较大且比较复杂，或者由于机构之间分工不明确、文书处理工作不规范等原因导致难以区分文件的所属机构，以及没有设置内部组织机构或内部设置组织机构非常简单而没有必要按组织机构分类等情况。一般在不可能或者不适用于按年度组织机构分类时而采用该方法，特别适用于现行机关的小单位。

4. 问题——年度分类法

问题——年度分类法是指先把全宗内的档案按大的问题分类，再在问题下面按年度进行分类。这种分类方法不适用于现行机关档案的分类，大多数是在整理历史档案或者是撤销机关的档案时才采用该方法。

以上四种复式结构分类法，在实际工作中运用时，情况往往比较复杂。我们应注意：在实际分类工作中，只要是在最大限度地保存全宗内档案的历史联系的前提下，根据全宗的实际具体情况可灵活采用合适的分类方法。采用复式结构分类法时，要掌握全宗内档案分类统一性原则，第一层分类时只能采用一种分类方法，第二层分类时再采用其他方法，同级分类只能采用一种分类方法。当然必要时也可以采用三级分类法，但层次不宜太多。

为了对全宗内档案进行具体的分类，应该考虑不同立档单位全宗内文件的内容、成分和档案的保存状况，要选择最符合实际情况的分类方案，也可以称为分类大纲。实际上就是各个类目名称，用于表示全宗内档案分类体系的一个纲要。为了保证该分类体系的科学适用，制订时可以分为以下三个步骤：①调查研究，了解立档单位的职责和工作范围，提出初步的分类方案，然后确定全宗内要设定的大类，对类目范围和归类方法加以说明。②根据初步方案进行归类，在实际分类过程中对类、目归类等问题根据具体情况加以修正和补充。③确定类项名称和顺序。最终的结果以简洁明了为宜，便于保管和利用。

（五）机关内党、政、工、团档案的分类

我们把机关内党、政、工、团各级组织形式的档案全部集中在一起，然后分别设立党、工、团类（党群类）。当然也有些规模小的单位就设有党、工、团类，以下再设类、目，这方种法被称为相对集中做法。

我们把机关内党、工、团组织的档案一分为二，分开整理。一是机关一级的党工团形成的档案分别单独设类，二是下属党、工、团所形成的档案分别与同级行政组织的档案归在一起，作为一个统一的类来整理，这种方法被称为相对分散做法。采用何种方法则需要

我们根据档案的实际情况进行选择。

（六）人物全宗内档案的分类

第一部分主要是人物的生平、个人自传、传记材料、履历、身份证明、学历证明、奖状、奖章、证书等，如果已经身亡的，还应该包括遗嘱。第二部分主要是创造性的材料，包括手稿、乐谱、画作、著作手稿以及著名人物的日记、笔记、记事簿、回忆录、译稿等。第三部分主要是反映立档单位公共活动和社会活动的文件材料，一般情况数量不是很多，但是有些内容也需要收录，如出席重要会议的记录、发言底稿、提纲、参与社会活动的聘书、参与签名的声明等。第四部分主要是个人书信，一般包括个人收到和发出的信件。第五部分主要是财产状况和经济活动的文件材料，包括动产与不动产的契约、票据、账簿等。第六部分主要是评价材料，他人收集与撰写的有关立档单位的材料，如立档单位的同事、朋友、家人写的文章、评论以及纪念立档单位的祭文、悼词、回忆文章等。第七部分主要是亲属材料，一般指直系亲属，能够说明立档单位的材料。第八部分主要是音像、图书材料，包括录音、录像、图片、画册等。第九部分主要是立档单位本人收集的一些材料。最后一部分是其他材料。

总的来讲，人物全宗比较杂乱，有其特殊性，内容往往比较零散，有些甚至残缺不全。所以，整理起来比较困难，而且我们的经验不足，需要慢慢积累。

四、立卷与案卷排列

（一）立卷的基本概念

立卷又叫组卷，一个全宗的文件经过分类以后，各个类内都有相当一部分的文件需要系统化。立卷就是在一类之内把零散的文件按照其形成特点和相互之间的联系组成一组一组的档案文件集合体，即案卷（档案保管的单位是卷，科技文件档案保管的单位是套）。案卷是文书档案保管的基本单位，通常也是统计档案数量的基本单位。将零散文件组成案卷，既可以保持档案之间的历史联系和反映工作间的相互联系，同时也便于查找和利用。因此，立卷在整个档案整理过程中，是关系档案整理质量好坏的工作基础，学会零散文件的立卷也是档案部门的一项基本工作。

立卷工作内容包括组卷、拟写案卷标题、卷内文件的排列与编号、填写卷内目录和备考表、案卷封面的编目、案卷装订。

立卷方法根据文件本身的特点，将其中具有共同特点和密切联系的文件组合在一起，组成一个案卷，即一个保管单位。文件的特点一般都反映在文件结构的各个组成部分上。按问题、作者、时间、名称、地区、收发文机关来组卷，我们将其称为立卷的六个特征。

1. 按问题立卷

按照文件记述和反映的问题特征，把内容涉及同一个问题的文件组合成一个案卷。这是最常用的一种方法，在运用过程中具有灵活性。

2. 按作者（责任者）立卷

把同一个作者的文件组合成一个案卷。

3. 按时间立卷

按照文件内容真正的时间或文件形成的时间，将同一时间段的文件组合成一个案卷。

4. 按名称（文种）立卷

按照文件的名称（文种）特征，把同一名称的文件组合成一个案卷，如命令、指示、计划、总结、报表等。

5. 按地区（地理概念）立卷

针对内容涉及同一地区的文件组合在一起，或者将同属于某一地区的作者的文件组合在一起，这种地区特征多用于下属机关的来文和调查材料等。

6. 按收发文机关（通信者）立卷

按照文件的往来机关特征，把同一机关（个人）往来的文件组合成一个案卷。

运用立卷方法应该注意：①要熟悉立卷的各种方法，并属于将其结合利用，因为文件之间的异同点和联系十分复杂，不能只从文件的某一方面来考虑，通常要结合两三个特征，结合使用。②要全面了解全宗类和类内档案文件的实际情况，立卷时要考虑文件的重要程度、保存价值、文件数量以及案卷的厚薄度等多方面因素来组织立卷。

（二）卷内文件的整理

1. 卷内文件的排列与编号

卷内每一份文件应有一个固定的位置，并且做到排列有序，而且要保持文件之间的历史联系。可以按时间、问题、作者、名称、收发文机关、地区以及文件的重要程度，涉及人物的可以按姓氏笔画等方法来排列。无论采用何种方法进行排列，必须要做到保持来文与复文、正文与附件以及同一文件的不同稿本之间的不可分离的关系。卷内文件排列好以

后，应该按统一的方法编张（页）号及件号，固定次序，其目的是便于查找和利用。

2. 填写卷内目录与备考表

卷内目录放卷首，备考表放卷后，备考表上应有立卷人的签字。如果文件有变动，备考表里应注明。

3. 案卷封面的填写和案卷的装订

案卷封面的填写应该包括案卷机关组织机构的名称、案卷标题、起止页数、起目录号、卷号、全宗号。填写时应该用耐久性比较好的墨水，保持字迹清楚。案卷标题是最主要的一项，是揭示和概括文件内容与成分的标识，是一个案卷的具体名称，是编制各种检索工具的基础。所以，拟写案卷标题可以体现基本功，要求文字简练、通顺确切、基本结构完整，尽量使用统一的术语或格式，如作者——时间——问题——文件名称（作者——问题——时间），还可以包括地区和收发文机关等。永久卷一般要求装订成册，不易装订成册的应该装订成盒，按“件”整理的要将其装订在一起。

（三）案卷排列与案卷目录的编制

案卷系统排列编号与案卷目录的编制是档案整理的最后一道工序，起着最后确定案卷排列顺序、固定案卷位置和巩固案卷整理成果的作用。

1. 案卷排列

全宗内档案经过分类、立卷后，还需要进行系统的排列，而案卷排列就是根据一定的方法确定每一类案卷的前后顺序和安放位置，以确保案卷与案卷之间的联系。案卷排列的方法：①按照案卷反映的工作联系排列。②按照问题排列，即按文件记述和反映的不同问题进行排列，把有关的同一问题的案卷集中排列在一起，以便人们从问题的角度进行查找利用。③如果问题比较多，可以按照问题的重要程度进行排列，这是最常用的一种方法。④按照时间排列，即按照案卷起止时间的先后排列案卷，适用于专题性的档案，如案件、历史事件等，采用该方法时应注意案卷的准确日期。⑤按照作者（级别）排列。⑥按照地区排列。

2. 案卷目录的编制

案卷是档案室和档案馆最基本的保管单位，案卷目录则是档案室和档案馆保存档案的名册，所以案卷排列顺序确定以后应逐卷登记到案卷目录上。

（1）案卷目录的作用

第一，用目录的形式固定全宗内档案的分类体系和排列次序，来巩固档案整理的成果。

第二，案卷目录能够揭示和介绍全宗内档案的一般内容，是最基本的检索工具。

第三，案卷目录是案卷清册和总账，是统计和保管档案的依据。

（2）案卷目录的类型

应严格按照全宗来编制，不能将几个全宗混杂在一起，常见的类型：①以全宗为单位编制的综合性目录。②以全宗各个门类为单位编制的分册目录，按门类特征又可以分为：A. 按以全宗内档案分类的类别为单位编制的案卷目录；B. 按保管期限编制的目录；C. 按保管期限结合分类方案编制的目录；D. 按机密程度编制的目录。

3. 档号

档案馆中常用到全宗号、目录号、案卷号、卷内文件的张（页）号，我们将其称为档号。这种用数字表示的代号主要用来表示类别及其相互关系的一组符号，同时也是揭示文件出处的依据，不仅对档案的管理和提供利用有现实、制约的作用，而且对档案的现代化和规范化也有不可忽视的作用。

（1）应遵循的基本原则

唯一性、合理性、稳定性。

（2）档号的构成

全宗号、案卷目录号、案卷号、页号。

（3）使用规则

①在实有档案的基础上，相应的档号应完整成套；②一个档案馆内不能有完全相同的重复的全宗号；③一个全宗内不能有完全相同的重复的目录号；④一本案卷目录内不能有完全相同的重复的目录号；⑤一本案卷内不能有完全相同的重复的页号或件号。

五、档案鉴定工作概述

（一）档案价值鉴定工作的内容

档案馆和档案室按照一定的原则、标准和方法判定档案的价值，确定档案的保管期限，剔除失去保存价值的档案，予以销毁，使保存的档案更加精炼，这一工作过程，我们称之为档案价值鉴定工作。简而言之就是判定档案的价值，决定档案的存毁。

广义上的档案价值鉴定包括两层含义：鉴定档案的真伪和判定档案的价值。由此可以看出，档案鉴定工作的主要内容就是甄别和判定档案的价值，并根据其不同价值判定不同

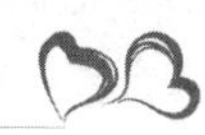

的保管期限，剔除不需要保存的档案或者保存期限已满的档案，予以销毁。简而言之，档案鉴定工作的内容：①制订档案价值鉴定的标准和相应的档案保管期限。②具体审核鉴定档案的价值，即确定哪些档案需要保存及保存多久。③将没有保存价值的档案或者保管期限已满的档案剔除并销毁。

（二）档案价值鉴定工作的意义

经过价值鉴定的档案便于工作人员以后进行查找和利用，便于档案的整理和保管。从整理的角度来看，对有价值的档案或者是价值比较大的档案应该进行精细整理，对价值相对较小的档案进行粗略整理，对没有价值的档案则不整理，这样可以节省人力和物力。鉴定对保管具有更大的现实意义，对于有价值的档案可以有更好的保管条件，保证其完整和安全，以延长其使用寿命；对于那些价值相对较小的档案则提供一般的保管的条件，这样得以使有限的人力、物力效用最大化。经过鉴定的档案有助于我们在应对突发事件时抢救档案有所重点，不至于因手忙脚乱而玉石俱焚。

（三）决定档案价值的因素

档案的价值由档案对社会和子孙后代的作用决定，具体到某一部分档案的保存价值主要取决于以下两个因素。

1. 档案自身的特点和状况

因为档案本身要有作用，它是由档案的内容、形式、时间、来源，以及其有效性、可靠性等多方面的因素决定的，也就是说档案自身的特点决定了其是否有保存价值和有什么样的保存价值。

2. 社会利用的需求是决定档案价值的主体因素

党和国家的各项工作、社会发展的各项事业，以及广大人民群众对档案的利用状况，即这种社会利用的需求是决定档案保存价值的社会因素。

上述决定档案保存价值的两个因素是相互作用，辩证统一的。档案客体是档案价值实现的物质承担者，而利用档案的需求是档案价值实现的社会条件，两个因素都是客观存在的，只有将两者客观地结合起来，综合考虑，才能决定档案的保存价值。

（四）档案价值鉴定的标准

1. 来源标准

档案的来源是指档案的形成者。档案形成者在社会上以及机关内的地位、作用和职能要影响甚至决定档案的价值。

2. 内容标准

档案内容是决定档案价值最重要、最本质的因素。对档案内容的分析可着眼于以下四个方面：①档案内容的重要性；②档案内容的独特性；③档案内容的时效性；④除上之外，对档案内容的真实性、完备性等也要加以考察，以准确地把握档案的价值。

3. 形式特征标准

档案的形式特征是文件的名称、责任者、形成时间、载体形态、记录方式等。在某种情况下，这些形式特征也可能对档案的价值发生影响。

4. 相对价值标准

在一定的情况下，某些文件的保存价值和保管期限可以相对提升或降低。通常的方法是分析全宗和全宗内档案的完整程度。

在根据上述标准分析档案价值的时候，要始终坚持辩证的思维方法，切忌机械、片面地强调某一方面，忽略其他方面。

（五）分析档案保存价值的具体方法

为了准确地鉴别每一份、每一组档案的价值，我们必须要具体分析档案自身的各方面情况，并做到深入其中。判定档案的保存价值应该以立档单位的主要职能活动为出发点，以分析档案内容为中心，结合考虑档案的作者、名称、时间、完整程度、可靠性和有效性，以及外形特点等因素来研究档案过去的利用情况，全面地预测和估计未来对档案的需要，以确定档案的保存价值。具体而言，主要从以下十个方面着手。

1. 看文件与立档单位的关系

这就要求我们必须站在本机关的角度来考虑问题，同本机关的职能活动联系起来，看这些文件在本机关的职能活动中起什么作用，这是鉴定工作的基本出发点。一般而言，凡是反映本机关职能活动的文件都是重要文件，都应保存。

2. 看文件的内容

文件内容是鉴定档案价值的基础，也是对档案价值起决定作用的重要方面。因为档案的价值与文件的作用密切相关，而文件的作用是通过文件内容加以反映的。文件内容就是文件正文所记述和说明的事件、问题以及其详解程度。看文件的内容就是看其反映的问题是本质性还是非本质性，是原则性还是非原则性，是反映职能活动还是日常活动，是反映中心工作还是日常工作，是反映全面工作还是局部工作，是需要本机关长期执行还是临时

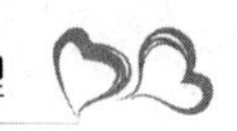

执行，是典型还是非典型。一般而言，前者保存的时间长，后者保存的时间相对较短。具体应注意以下九点。

第一，对那些反映立档单位基本情况和主要职能活动的文件都应该保存，因为这些是机关档案材料的精华。

第二，对一些重要性文件或者是带有历史转折关头的文件和重大历史事件的文件材料要重点保存，日常文件材料简单保存即可。

第三，对那些路线性、方针性的文件要重点保存。

第四，对反映重大理论问题、科研项目，以及经济、军事、文化等重大课题的，具有重大历史价值和长远保存价值的文件要重点保存。

第五，对反映经济问题的材料要重点保存。

第六，对能反映本机关全貌和历史活动的材料和资料都要保存。

第七，对能够查证或者提供某一方面的证明的材料要重点保存。

第八，涉外材料，即协议、协定、合同、条约等有关国际关系的外事材料。一般情况，涉外材料都要提级保存。

第九，凡是反映某一方面或者某一侧面问题的材料都要加以保存。

3. 看全宗及全宗内档案的完整程度

看全宗以及全宗内档案的完整程度就是看全宗自身的保存状况，因为这是决定档案保存价值的一个重要因素，即档案的完整程度会影响档案的保管期限。

4. 看文件的作者（责任者）

文件的作者与档案的保存价值有着密切的联系，看文件作者主要是看文件是本机关形成的，还是外机关形成的。如果是本机关形成的，就要看是机关自身形成的，还是机关内部组织机构形成的；如果是外机关形成的，则要看是上级机关、同级机关形成的，还是下级机关形成的。一般而言，本机关形成的文件都是比较重要的，而本机关自身形成的文件要比本机关内部组织机构形成的文件重要一些。

5. 看立档单位的社会地位及发挥的作用

由于不同的立档单位在社会上所处的地位以及所发挥的作用不同，所以它们形成的档案具有不同的保存价值。

6. 看文件的形成时间

文件的形成时间指文件的产生时间以及文件内容所涉及的时间。一般而言，年代久远的文件保存价值比较大。

7. 看文件的名称

不同名称的文件表示不同的作用，而不同作用的文件则有不同的价值。

8. 看文件的可靠程度

因为文件形成阶段不同，就形成不同的稿本。这些不同的稿本就标志着不同的可靠程度，其价值也就不同。

9. 看文件的有效性

文件的有效性指文件在工作、生产、生活、法律上的效力，如合同、协议、借据、条约、契约等文件在一定条件下，一定时间内，由于其效力问题而具有一定的价值。文件有效期满以后，其价值就会发生变化。其中有些文件在期满以后不再具有科研价值或者历史价值，就不用保存了。因此，尚具法律和工作效力的文件比失去效力的文件更重要。

10. 看文件的外形特点

文件的外形特点指文件的制成材料、制作方法、笔记、图案等，其外形特点不同，也会影响档案的保存价值。有些文件的内容虽然不重要，但由于文件的载体不同，文件的文字具有文学研究价值、文件的花边图案具有艺术价值，或者是文件上有著名人物签名题字等，这些会使文件产生新的价值。

（六）档案价值鉴定工作的原则

鉴定档案的保存价值是一项科学性比较强的工作，要求我们必须对社会和子孙后代负责，而且要坚持历史唯物主义的观点，从生产、科研、政治、当今和未来等多方面加以考虑。为此，我们应该坚持全面、历史、发展的观点，来判定档案的价值。

1. 全面的观点

在鉴定档案时，不仅要看到局部，也要看到整体，既要考虑本单位的利用，也要考虑社会的需求。机关档案鉴定存在的问题在于往往只顾及本机关的利用。

档案的作用是多方面的，我们对档案的价值评估要从其多方面作用出发，从档案之间的相互关系上分析。鉴定时，还要看到全宗之间及全宗群的联系，甚至要考虑到国家全部档案。要从把档案移交到档案馆的角度来考虑，既要考虑到进馆档案的完整性，也要考虑馆内档案的种类，避免过多的重复。

2. 历史的观点

档案本身就是历史的记录，是在一定历史条件下产生的，因此鉴定时应当用历史唯物

主义的观点来分析档案的价值。根据档案产生的时代背景、具体的事件、本身的历史作用等方面来预测档案的历史价值，反对狭隘的实用主义观点。

3. 发展的观点

社会不断向前发展决定了档案的价值不断发生变化。在鉴定时，不仅要看到档案当前的作用，也要评估和预测档案在将来的作用。

（七）鉴定工作中需要注意的问题

档案鉴定应当以全国统一规定的鉴定原则和标准作为依据，遵循国家规定区分档案价值的原则和标准，不能够自行其是。

档案鉴定应当考虑各方面的作用，应主要考虑凭证作用和参考作用、正面作用和反面作用，以及内容上的作用和形式上的作用。

对重要设备的档案和基建档案应当由使用设备和建筑物的机关档案部门保存复制件，原件移交到档案馆保存。

妥善解决鉴定过程中的宽与严问题。鉴定档案价值实际上是我们对档案的实际利用情况的估计和预测，所以不可能完全正确，因此在具体鉴定某一部分、某一份档案的时候，就存在宽与严的问题。“宽”指鉴定的标准放宽，多保存一些；“严”指标准严格一些，少保存一些。我们在鉴定过程中应遵守以下原则：本单位、本机关形成的档案从宽处理，外机关形成的档案从严处理；首脑机关的档案从宽处理，一般单位的档案从严处理；反映核心工作的档案从宽处理，反映一般工作的档案从严处理；中华人民共和国成立前的档案从宽处理，中华人民共和国成立后的档案从严处理；撤销机关的档案从宽处理，现行机关的档案从严处理；孤本从宽处理，复本从严处理；保存从宽处理，销毁从严处理；可存、可毁的档案要多留一段时间，从宽处理，缓期执行。

六、档案鉴定工作制度和组织

（一）确定统一的档案鉴定原则和标准

鉴定标准：21 世纪初国家档案局颁布了《机关文件材料归档范围和文书档案保管期限规定》，军队系统、民主党派、企（事）业单位可以参照新规定精神制定本系统、本单位的档案保管期限。

（二）确定鉴定工作的组织领导

1. 机关文件归档时特别剔除没有保存价值的文件

剔除的文件主要参照《机关文件材料归档范围和文书档案保管期限规定》来执行。不归档的范围主要有：

第一，上级机关的文件材料中，普发性不需本机关办理的文件材料，任免、奖惩非本机关工作人员的文件材料，供工作参考的抄件等。

第二，本机关文件材料中的重份文件，无查考利用价值的事务性、临时性文件，一般性文件的历次修改稿、各次校对稿，无特殊保存价值的信封，不需办理的一般性人民来信、电话记录，机关内部互相抄送的文件材料，本机关负责人兼任外单位职务形成的与本机关无关的文件材料，有关工作参考的文件材料。

第三，同级机关的文件材料中，不需贯彻执行的文件材料，不需办理的抄送文件材料。

第四，下级机关的文件材料中，供参阅的简报、情况反映，抄报或越级抄报的文件材料。

对于不归档的文件处理：各个机关每年在归档时应当清理不归档的文件材料，并且要加强保管，不要随意堆放，以免造成泄密，需要销毁的应及时销毁（但具体哪些档案需及时销毁并未明确规定），销毁时对密级较高的文件应按照保密规定办理；一般的文件材料可以采用简便方法进行登记，经过本部门有关领导人批准后即可销毁。

2. 对归档文件要确立保管期限

应当根据期限表进行，对专门单位（地质部、煤炭部、石油部等）制订专门档案保管期限表，或者结合本机关的实际情况，编制本机关或本系统的档案保管期限表。此表要经过本机关领导审批后执行，并报同级档案行政管理部门备案。

3. 档案的销毁

机关销毁失去保存价值的档案，须由鉴定小组提出意见，登记造册，经机关分管负责人批准后，由二人在指定地点监销，并且在销毁清册上签字。情况特殊的专门档案，另有销毁规定的按照有关规定执行。档案的销毁一定要慎重。

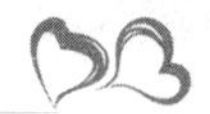

第三节　档案的保管与检索

一、档案保管期限表

（一）档案保管期限表的作用

第一，能够统一鉴定认识，避免人为的局限性和片面性，使鉴定有章可循。档案保管期限表虽是主观制度，但较接近于客观。

第二，能够保证鉴定工作质量。档案保管期限表是通过长期实践总结出来的。

第三，能够提高鉴定工作的效率，加快档案鉴定速度。根据档案保管期限表把档案对号入座，较为方便，速度又较快。

第四，可以防止任意销毁档案文件，维护档案的完整与安全。有保管价值的文件一般都归入了档案保管期限表。

第五，立卷时可以据此考虑文件的价值，把具有相同价值、联系密切的文件材料组合在一起，不同价值的文件材料分开组卷，保证案卷质量，为日后进馆复查打下了基础。

（二）档案保管期限表的类型

档案保管期限表通常分为通用档案保管期限表、专门档案保管期限表、同系统机关档案保管期限表、同类型机关档案保管期限表和机关档案保管期限表。

（三）档案保管期限的划分

1. 一般档案的保管期限

一般档案的保管期限分为永久、长期、短期。

2. 专门档案的保管期限

（1）人民法院的诉讼档案

分为永久、长期（60 年）、短期（30 年）。刑事案件的证物不宜长期保管的至少也要保存 15 年；案件的结案时间从终审判决结案后的第二年算起；档案的销毁是将其中的判决书、裁定书、调解书取一份，按年度审判级别整理立卷，永久保管。

（2）书稿档案

保管期限与文书档案一致。

（3）会计档案

保管期限分为两种：定期（3 年、5 年、10 年、15 年、25 年）和永久。保管时间是从会计年度终了后的第一天算起。会计档案中的预算、计划、制度等文件材料的保管期限和文书档案是一致的。

（四）档案保管期限的划分原则

机关文书档案的保管期限定为永久、定期两种。定期一般分为 30 年、10 年。

1. 永久保管的文书档案

第一，本机关制定的法规政策性文件材料。

第二，本机关召开重要会议、举办重大活动等形成的主要文件材料。

第三，本机关职能活动中形成的重要业务文件材料。

第四，本机关关于重要问题的请示与上级机关的批复、批示，重要的报告、总结、综合统计报表等。

第五，本机关机构演变、人事任免等文件材料。

第六，本机关房屋买卖、土地征用，重要的合同协议、资产登记等凭证性文件材料。

第七，上级机关制发的属于本机关主管业务的重要文件材料。

第八，同级机关、下级机关关于重要业务问题的来函、请示与本机关的复函、批复等文件材料。

2. 定期保管的文书档案

第一，本机关职能活动中形成的一般性业务文件材料。

第二，本机关召开会议、举办活动等形成的一般性文件材料。

第三，本机关人事管理工作形成的一般性文件材料。

第四，本机关一般性事务管理文件材料。

第五，本机关关于一般性问题的请示与上级机关的批复、批示，一般性工作报告、总结、统计报表等。

第六，上级机关制发的属于本机关主管业务的一般性文件材料。

第七，上级机关和同级机关制发的非本机关主管业务但要贯彻执行的文件材料。

第八，同级机关、下级机关关于一般性业务问题的来函、请示与本机关的复函、批复等文件材料。

第九，下级机关报送的年度或年度以上计划、总结、统计、重要专题报告等文件材料。

（五）档案保管期限应当注意的问题

第一，要以保存本机关形成的文件材料为重点，永久和长期卷中上、下级文件也应有一定比重，全面估计和预测对档案的需要，不能硬性划分上、本、下级文件保管期限的百分比。

第二，正确处理完整与精炼的关系，在完整的基础上求精炼，不必过于强调少而精。

第三，对档案的鉴定要相对稳定，不宜反复进行。文件鉴定后，不到期则不再次鉴定。

第四，保管期限不宜划分很精确的年度。

二、档案保管工作概述

（一）档案保管工作的内容

档案保管工作泛指日常档案管理工作，作为档案科学管理的一项业务，有其特定含义，即根据档案的成分与状况而采取的存放与安全防护措施。档案保管工作的基本内容有三个方面：一是档案的库房管理，即库房内档案科学管理的日常工作；二是档案流动过程的保护，即档案在各个管理环节中一般的安全防护措施；三是保护档案的专门措施。对于这三方面工作，有的需要和收集、整理、利用等有关的业务项目结合进行，有的则需要单独组织开展。因此，档案的保管既是整个档案管理业务的一个方面，又是一个相对独立的工作环节。

（二）档案保管工作的任务

档案保管工作的任务：建立和维护档案的存放秩序；防止档案的损坏，包括自然损坏和人为损坏；延长档案的寿命；维护档案的安全。做到“四不”：不散、不乱、不丢、不坏。

（三）档案保管工作的基本要求

档案保管工作的基本要求：以防为主，防治结合；加强重点，照顾一般；自力更生，勤俭节约；立足原件，保证信息；立足长远，保证当前。

档案保管工作在整个档案工作中具有重要意义。档案保管工作质量的高低，对提高档案管理工作水平具有重大的影响，甚至在一定条件下具有决定性的影响。为档案管理工作提供物质对象，提供一个最起码、最基本的前提。

三、全宗的排列与档案的存放

（一）全宗卷的概念

《档案馆工作通则》规定，每一个单位都要建立全宗卷，以记载立档单位和全宗的历史演变情况。全宗卷是由能够说明某一全宗历史情况的文件材料，并以全宗文档管理为单位组成的专门案卷，它是档案馆和档案室在管理某一个全宗的过程中所形成的专门案卷。

（二）全宗卷建立的必要性

建立全宗卷对于管理和利用该全宗档案有以下作用。

第一，它是对全宗内档案进行整理、鉴定、统计、提供利用，以及进一步收集该全宗范围内档案的依据，也是档案馆工作人员了解和熟悉档案情况不可缺少的一种工具，特别是对考查和利用档案具有宝贵的凭证作用和参与作用。

第二，全宗卷有助于在档案工作人员变动的情况下，缩短其他人员熟悉档案的时间，提高工作效率。在工作人员变动的情况下，可以通过查阅全宗卷了解过去管理该全宗的历史情况。

第三，全宗卷是综合利用档案的辅助工具。内容齐全的全宗卷从档案的接收开始，每一项业务工作都留有文字材料，同时还包括立档单位和全宗的历史考证，以及整理研究档案的成果。当利用者通过一般检索无法满足需要或者遇到疑难问题或者需要对档案进行综合利用时，可以通过查找全宗卷尽可能地达到自己的目的。

（三）全宗卷的内容

第一，档案在接收过程中形成的文件材料，如文书处理部门向档案室（馆）移交档案时的移交目录、档案工作人员调动时的交接书。如果是从个人手中征集档案，那么除交接工具以外，还应该在文件上注明时间、内容、地点，交接双方经手人的签字，如有可能，还应包括产生征集的经过记录以及档案的来源和价值说明等。

第二，档案在整理过程中形成的文件材料，如档案整理工作方案，立档单位和全宗历史考证，整理档案时的主要要求和具体方法，以及工作程序、劳动组织等。

第三，档案在价值鉴定过程中形成的文件材料，如鉴定档案价值的材料分析报告，机关的档案保管期限表，销毁档案的请示、批复，销毁档案的清册，销毁方式及监销人等。

第四，档案在保管工作中形成的文件材料，如档案安全检查情况的记录、报告，事故发生后的处理方法、措施、结果，以及事故产生的原因及原因分析等。

第五，档案在统计过程中形成的文件材料，如机关档案室报送的定期与不定期的档案状况与数量的统计表，按照国家档案局规定的档案统计表。

第六，档案在提供利用过程中形成的文件材料，如反映全宗全面情况的全宗指南，机关工作的大事记，机关组织沿革等。

总之，全宗卷的内容可以分为两部分，一是在档案管理和提供利用过程中产生的具有凭证和记录作用的文字材料，二是对立档单位及档案内容进行研究分析所编写的材料。

（四）如何建立全宗卷

全宗卷的建立是一个由少到多、由简到繁，不断积累和逐步完善的过程。

首先，要把全宗卷包括的内容收集齐全，力争做到形成一份集中一份；其次，全宗的包装应用盒的形式保存起来；最后，全宗卷应按照全宗号的顺序进行排列并专柜保管。当档案移交进馆时，全宗卷也应随之一起进馆。

四、档案检索工作概述

（一）档案检索工作的地位

档案检索就是为了查找或者获取档案信息而采取的一种逻辑系统，通过某种方法或者手段达到查找利用的目的。档案检索在档案管理工作中的地位非常重要，具体表现如下。

第一，档案检索是档案管理工作的重要内容之一如果说档案的收集、整理、保管等是将档案由分散变集中，凌乱变系统，那么检索工作就是把档案的相关信息贮存到检索工具中去，目的是供人们准确查找和利用，以发挥档案的作用。所以，档案检索直接体现了档案工作的效率。

第二，档案检索是档案提供利用的先期工作档案室（馆）做好基础工作之后，只是为档案的提供利用创造了条件，而检索则是提供利用最直接的准备工作。可以说每条档案信息的获取都是通过检索工作来实现的，所以利用工作的好坏在一定程度上取决检索工作的好坏。

第三，档案检索是打开档案信息保护的一把钥匙，是利用档案的一个门径一个档案室（馆）无论馆藏多么丰富，都不会自动提供利用，要使“死”材料变为“活”材料，只有通过检索才能实现。我们必须要有效利用档案检索这把钥匙。

第四，检索是提高档案室（馆）工作水平的重要手段衡量档案室（馆）工作水平高低的一个重要标志就是看其能否给用户提供便捷的信息服务，而有效的信息服务在一定程度上建立在档案检索工作的基础上。所以，当档案室（馆）通过业务工作有了一定的发展之后，应该重视检索工作。

（二）档案检索工具的作用及其种类

1. 档案检索工具的含义

档案检索工具是指用于记录、报道或者揭示档案室（馆）保存档案的内容和成分，存贮档案的线索和查找档案材料的手段，它是进行档案管理和提供利用的一种工具。

档案室（馆）能否迅速、准确、系统地提供利用，在很大程度上取决于检索工具的完备程度。因此，档案检索工具在整个档案管理工作中占有重要地位。

2. 档案检索工具的作用

第一，档案检索工具是全面揭示档案室（馆）馆藏内容与成分的重要手段，通过使用档案检索工具，可以迅速、准确地为用户提供档案信息服务，充分发挥档案的作用，从而使馆藏档案做到藏而不死，用而不乱。

第二，档案检索工具是档案室（馆）工作人员熟悉馆藏的重要手段，通过档案检索工具就可以使工作人员有计划地翻阅案卷，熟悉和了解档案内容，进而了解每个全宗的基本情况，从而做到心中有数。

第三，档案检索工具是对外宣传和报道馆藏内容，进行馆际交流的重要渠道，这样可以在一定程度上实现资源共享。

3. 档案检索工具的基本职能

第一，工作人员将有关档案材料的内容和外形特征著录下来，组成查找档案的线索，并将其系统排列，按照某种特定体系组织起来，这就是档案信息存储在检索工具中的过程。这个过程就是把分散在各个全宗、各个案卷内的各种档案信息积累、组织、存贮。它是一个由博返约、由分散到集中、由凌乱到系统的过程。

第二，工作人员提供一定的检索手段，使人们可以按照一定的检索方法，随时从存贮的档案信息中检出所需要的档案材料，这个过程就是档案的检索过程。

任何档案的检索工具都必须具备这两个功能，即存贮和检索。两者是辩证统一的关

系，存贮是检索的前提，检索是存贮的目的和反馈。

4. 档案检索工具的分类

档案检索工具的种类较多，根据不同的标准可进行不同的分类。目前比较常见的分类方法有以下四种。

（1）按编制方式分类

目录、索引、指南。

（2）按载体形式分类

书本式检索工具、卡片式检索工具、缩微检索工具、机读式检索工具。

（3）按检索范围分类

全宗范围检索工具、档案馆范围检索工具、专题范围检索工具、馆际检索工具。

（4）按检索功能分类

馆藏性检索工具、查检性检索工具、介绍性检索工具。

需要特别指出的是，随着计算机技术在档案工作中的应用，很多传统的手工式目录被计算机数据库形式所取代。它们即将退出历史舞台，但了解一下传统的目录，对建立数据库还是有帮助的。

（三）档案检索工具的编制要求

编制档案检索工具是档案室（馆）业务建设的一项重要内容，对于提高档案的科学管理水平和作业水平，以及广泛开展工作具有重要作用。但是它又是一项长期的业务工作，不可能一蹴而就，这就需要我们用科学的方法和标准持之以恒地来做好这项工作，为此需明确以下要求。

1. 编制档案检索工具的计划性和科学性

（1）计划性

这是一项重要的业务建设，也是一项费力气的细致工作。编制时要根据利用需求，结合本档案室（馆）保存档案的实际状况，做到有步骤、有计划地进行，做到有的放矢；既要考虑当前的急需，又要考虑长远的利用。具体做到先急需后一般，长计划、短安排，一般采取由小到大、从简到详、相互结合、交错并举的编制原则，并逐步建立起自己的检索工具体系。

（2）科学性

要科学地设置检索工具，做到种类适当、项目齐全、结构体系合理，检索工具相互之间要分工清楚，避免出现平行重复的现象。总而言之就是要便于使用，检索效率高。

2. 编制档案检索工具的实用性和准确性

（1）实用性

它是一项费时费力的工作，又是一项繁重而细致的工作，检索工具的使用具有高频率和广泛性的特点。因此，编制时要把质量放在首位，以其是否实用、能否发挥作用和收到多大效益为基本出发点，切忌片面追求数量，搞形式主义。

（2）准确性

即要求著录档案内容和外形特征要准确，校对要精细，力求提高档案检索工具的检出率（查出率）和检准率（查准率），减少漏检率和误检率，避免人力、物力的浪费。

3. 编制档案检索工具的规范化和标准化

我们要按照国家的各项标准体系进行编制，不得各行其准，要走规范化和标准化道路，特别要按照相关规定来统一著录方法、项目、格式，以便规范化和标准化检索的建设。

（四）建立适用的档案检索工具体系

档案检索工具体系是多种形式、多种层次、多种结构相互之间既有明确分工，又有密切联系的有机整体。一个健全的档案检索工具体系应具备下列条件。

第一，必须由两种以上不同的检索工具组成。

第二，各种检索工具之间有明确的分工，而且相互之间还要互为补充。

第三，能从不同的角度揭示馆藏档案的内容和外形特征，可以提供较多的查找线索，具有一定检索效率。

第四，各检索工具相互之间构成一个完整的有机整体。

档案馆应该慎重稳妥地建立适用的档案检索体系。

第六章　后勤服务管理

第一节　医院后勤管理总论

一、医院后勤管理总论

医院后勤管理是围绕医院中心工作，组织后勤部门及所属人员，为保障医疗、教学、科研、预防和保健等工作正常进行而开展的工作。因此，医院后勤管理是医院管理的重要组成部分，是医院各项工作中的重要支柱，是医疗、教学和科研等工作得以顺利完成的可靠保障。摆正后勤在医院工作中的位置，提高后勤管理能力，加强后勤科学管理，是医院后勤院长的重要职能。

医院后勤管理是一门实践性很强的应用学科，是医院管理学的一个重要分支，是在自然科学和社会科学相互交叉、相互渗透、相互联系的基础上形成的一门重要管理学科。

医院后勤管理主要担负着管理、保障和服务三项职能，工作内容和管理范围包括医院安全、医院建筑、后勤设备、物资供应、生活服务、环境与卫生等方面，涉及后勤管理、卫生经济、工程建筑、机械设备、卫生环境、营养膳食、通信网络和园艺绿化等多种学科领域，涵盖多方面的专业知识，具有较强的技术性和专业性。

（一）医院后勤管理的地位和作用

实现医院后勤管理工作科学化、规范化、标准化、现代化、专业化、精细化，必须确立医院后勤管理的地位和作用。

1. 医院后勤是医院运行与发展不可缺少的支持保障系统

医院后勤管理是医院的支持保障系统。医院在医疗、教学和科研等工作中，必须依靠后勤提供电、水、气、冷、暖、衣、食、住、行、用等方面的服务和物资保障。医院后勤工作的质量、效率和管理水平，直接影响医院工作能否正常开展和医疗质量的高低。随着社会进步和科技发展，医院运行与发展对后勤保障依赖程度更大，医院后勤管理的地位与作用也越来越重要。

2. 医院后勤是病人恢复健康的必要条件

医院后勤建设绿色生态环境，为病人创造舒适、整洁、安全、温馨的治疗康复环境，能够调节病人情绪，有助于减轻心理负担。提供科学合理的营养膳食，增强病人的体质，满足生理功能需要，起到一定的辅助治疗作用。实施严格规范的卫生管理制度，对被服、各类器械、餐饮器具实施消毒控制感染措施，防止院内交叉感染，有利病人身心健康。因此，病人的医疗康复，有赖于后勤服务创造良好的条件。

3. 医院后勤是医务人员生活与工作的有力保证

医院后勤工作为工作人员提供全方位、多方面的供应和服务，有效地帮助医务人员解决工作和生活等方面的后顾之忧。在医院内营造团结、和谐、相互支持、相互关心的氛围，增强医院的凝聚力、向心力和感召力。以保证他们从日常烦琐的生活事务中解脱出来，全身心地投入到医疗、教学、科研、预防和保健工作中去。

4. 医院后勤是提升医院建设发展的重要基础

随着人们对医疗需求越来越高，建设现代化医院是医院发展的必由之路。那么，医院后勤现代化则是医院现代化建设必不可少的条件。没有现代化的医院后勤，就没有现代化的医院。建设现代化的医疗楼宇，引进高端的后勤设施设备和信息化管理系统，将现代科技广泛应用于后勤管理、安全管理、设施设备管理、能源管理、物资管理、固定资产管理和办公自动化等领域，以满足现代化医疗、教学、科研、预防等功能需求和病人个性化就医需求，促进医院后勤建设和发展，以保障医院现代化建设的快速发展。

（二）医院后勤管理的基本特点

医院的基本任务是向社会提供优质、价廉的医疗服务，医院后勤管理应围绕医院的中心任务，体现以下特点。

1. 连续性

医院后勤管理具有与医疗活动相适应的连续性，是由医院诊疗工作的连续性所决定的。由于医疗工作的时间性、应急性和不确定性，后勤服务保障必须保持连续不间断。比如供电，数秒中断就有可能危及病人的健康，甚至生命。对医院的一些特殊部门，如抢救室、急诊科、手术室、监护室等，必须确保不停电。为此，医院后勤工作必须从设施配

置、人员配备、规章制度等方面加强管理，确保后勤工作的连续性，或者在出现问题时能够及时得到解决。

2. 技术性

医院后勤管理具有与先进设施设备管理相适应的技术性。传统观念通常认为医院后勤工作似乎专业性不强、技术含量不高、管理不够规范、人员素质偏低等。因此，后勤保障工作在医院没有得到应有的尊重和地位。随着社会的发展和科技的进步，现代化医院的后勤服务及其保障设施越来越具有技术性和专业性的特点，医院对服务保障的依赖程度越来越高，保障设施设备的技术性越来越先进，如后勤管理智能化系统、先进的给排水系统、空气净化系统、供配电自动监控系统、气动物流传输系统、病房温湿度调控系统、配餐流水线供应系统、消防安全监控系统等。这些高科技水平的后勤设施设备与管理系统，要求医院后勤管理工作必须重视后勤工作人员知识、技能和素质的培训和提高，改变落后的观念和管理模式，达到与技术性相适应的要求。

3. 社会性

医院后勤管理具有与社会专业化分工相适应的社会性。长期以来，医院后勤工作采取的是“小而全”的模式，每个医院基本上都有自己的一套后勤保障系统，即“医院办社会”，资源得不到充分地利用，保障效率不高，后勤工作人员的积极性没有得到有效发挥。随着市场经济体制的推行，实行医院后勤服务社会化改革，医院后勤服务外包，降低成本、提高效率，同时充分发挥社会资源效益，提高专业化服务。

4. 经济性

医院后勤管理具有与市场经济条件下相适应的经济性。虽然医院后勤并不直接产生经济效益，但是高效率的后勤管理有助于医疗工作质量的提高，能间接地为医院创造效益。而低效的后勤管理，则会降低医院诊疗工作质量，增加医疗服务成本，从而降低医院的效益。因此在后勤管理中，必须合理配置后勤资源，提高后勤设施的使用率，避免资源闲置或浪费；在服务保证工作中，要注意做好维修保养工作，努力延长后勤设施的使用年限，并保证使用质量。同时加强节能降耗管理，使用节能降耗产品和设备，努力降低运行成本。

5. 服务性

医院后勤管理具有与人性化相适应的服务性。医院后勤工作是为医疗、教学、科研、保健、预防提供服务保障的，是为病人和职工的需求提供优质服务的。良好的后勤服务保障不仅是一流医院服务的必备条件，而且还会推动医疗服务品质的提升，促进医院良好品牌的树立，是形成医院竞争力的重要因素。必须以提高后勤服务质量和水平为宗旨，通过更新服务理念、拓展服务内涵、完善服务机制、改进服务手段、规范服务行为、改善服务环境等方式，推行个性化、超值化、人性化服务，有效提高医院后勤服务水平，促进医院综合服务能力的持续提升。

6. 安全性

医院后勤管理具有与社会稳定相适应的安全性。医院后勤管理的安全性有三个层次含义：一是人员的安全，包括工作人员自身安全和来院就诊病人的安全，消防安全是最重要的安全之一；二是设备的安全，包括用电安全、锅炉安全、消防设备安全、电梯车辆等设施设备的安全；三是环境安全，就诊环境、办公环境、院区环境等。医院安全与医院后勤管理密不可分。因此，要树立“严格管理保安全”的观念，加强教育，规范制度，严格管理，落实岗位责任，确保安全。

（三）医院后勤管理机构设置及职责

随着现代医院快速发展，医院后勤服务社会化改革的推进，社会对医疗需求增加，科技进步，先进医学设备不断涌现，医院床位规模日益扩大，对后勤保障任务和资产管理要求不断提高，原有后勤管理的机构设置和职责已不适应医院发展需求，按照科学合理、精简高效的原则，调整并完善三级医院的后勤管理机构的设置和职责十分迫切。

1. 床位规模在 1 000 床以下的医院职责

（1）后勤保障科的职责

①医院安全管理；②医院能源管理；③后勤设施设备运行维修、保养管理；④后勤服务外包管理；⑤医院爱卫会；⑥医院生活（膳食）、环境、绿化、车库等管理。

（2）基建修建科的职责

①医院新建、改扩建管理；②建筑大修管理；③建筑施工安全管理。

（3）资产管理科的职责

①医院房产管理；②医院固定资产管理；③医院经营性资产管理（三产企业）；④医疗设备管理；⑤医院物资供应管理（包括机电设备）。

（4）保卫科的职责

①消防安全管理；②治安安全管理；③中央监控管理；④平安医院建设。

2. 床位规模在 1 000 床以上的医院职责

（1）后勤保障处（部）的职责

协助后勤副院长抓好后勤服务保障管理工作，以及医院安全管理、医院能源管理、医

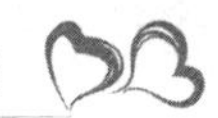

院爱卫会、后勤服务外包管理。

①服务管理科的职责。

A. 后勤服务外包管理（合同、质量、风险管理）；B. 医院生活（膳食）、环境、运输、通信、绿化、车库等管理。

②动力保障科的职责。

A. 后勤设施设备运行、维修保养管理；B. 后勤设施设备安全管理；C. 后勤智能化管理平台。

③基建修建科的职责。

A. 医院新建、改扩建管理；B. 建筑大修管理；C. 建筑施工安全管理。

（2）资产管理处（部）的职责

协助后勤副院长抓好医院国有资产管理和物资、设备管理，医院固定资产管理，医院房地产管理，医院经营性资产管理（三产企业）。

①医疗设备科（医学装备科）的职责。

A. 医用设备采购管理；B. 医用设备运行、安全、维修、保养管理；C. 档案管理。

②物资供应科（物流中心）的职责。

A. 医用耗材试剂采购供应；B. 其他物资采购供应（包括机电设备）。

③保卫科的职责。

A. 消防安全管理；B. 治安安全管理；C. 中央监控室管理；D. 平安医院建设。

3. 后勤管理机构设置说明

第一，目前三级医院后勤管理机构的设置，较大规模医院（1 000 床以上），在后勤保障处（部）下增设动力保障科。考虑到保卫科职责任务特殊，需与地区公安、警署经常性联系，拟由后勤副院长直接分管较为合适。

第二，根据国资管理要求，拟设置资产管理科，较大规模医院拟设资产管理处（部），把分散在财务、后勤、设备等部门的资产管理内容归口集中管理。

第三，关于医疗设备科（医学装备科），各医院设置不相同，有的医院由后勤副院长分管，有的医院由医疗副院长分管。宜划入资产管理处（部），全院设备物资一个部门管理。

第四，关于三产企业管理，大部分医院由后勤副院长分管，拟划入资产管理处（部），属于经营性资产管理。

第五，后勤管理机构的设置可在实践中逐步调整完善。

第二节　医院后勤服务管理的内容

一、服务外包管理

（一）医院后勤的职能

医院后勤主要职能分为六个方面：①根据医院整体运行情况和发展规划，制订基本建设、房屋设施改造等年度计划、近期规划、中长期规划等，并负责落实；②为医院提供保障服务，包括物资保障和水、电、气等能源保障，确保设备设施安全、正常、高效运行，并做到绿色节能；③为医院提供环境服务，包括卫生保洁、餐饮服务、被服供应和洗涤、绿化养护、消防、安全保卫等；④为医院提供医疗辅助性服务，包括门诊挂号、病人运送、护工以及医疗便民服务等；⑤推进后勤服务社会化改革，代表医院对外包服务项目进行考核与管理，掌握相关法律、法规，督促社会机构合法、合理用工；⑥组织对院内突发应急事件的处置。

随着事业单位劳动人事制度改革的推进，医院后勤服务的职能已经由社会服务机构承担，后勤服务外包已经成为医院后勤管理的主体，后勤人员的技术水准、服务意识、行为规范等直接影响到服务质量与满意度。因此，对外包公司的规范化、精细化管理成为后勤服务社会化背景下的主题。

（二）医院后勤外包管理内容

根据后勤服务范围，医院后勤外包管理内容如下。

1. 保洁运送

病区保洁、外环境整体保洁、病人检查运送、标本送检、手术室保洁和手术病人运送服务等。

2. 安保

车辆管理、消防管理、治安管理、安全保卫、平安医院建设等。

3. 餐饮

职工餐饮、病人饮食。

4. 绿化

绿化养护、美化环境。

5. 物业维修

动力设备操作与维护、建筑单体内房屋设施完好。

6. 护工

病人生活看护。

7. 设备运行

配电、锅炉、冷冻机、电梯、医用气体等安全运行。

8. 专业设备维护保养

电梯、空调、锅炉、冷却塔、水泵等维修、维护、保养。

9. 专业设备运行与管理

中央变电站、中央空调机房、污水处理中心等项目运行与管理。

10. 其他服务

合同能源管理、智能化管理平台运行、太平间服务等。

（三）外包管理在医院后勤管理中的意义

1. 有利于医院推进人事制度改革

公立医院是事业单位，各家医院的人员编制数无法达到与医、教、研、防等任务匹配的要求，后勤服务更是一支庞大的队伍，后勤服务的外包能把有限的编制腾出，有利于医院引进专业人才，不断深化人事分配制度改革。

2. 有利于医院更好地关注核心业务和病人需求，提高核心竞争力

实施医院后勤服务社会化使医院可以充分利用社会在信息、资源和服务等方面的各种优势，把许多可以也应该由社会承担的服务职能还给社会，医院则可通过市场，选择最有利于自身需求的服务，减少医院在人员和管理上的支出，达到减员增效的目的。医院管理者可以花更多的精力关注医疗、教学、科研综合发展，关注核心业务和病人需求，提高核心竞争力，进一步解放思想、转变观念、探索医药卫生事业改革发展的路子，促进卫生事业的可持续发展。

3. 有利于降低后勤服务运营成本

专业公司的介入，打破了医院小而全的后勤运行体系，选择有利于自身需求的服务以减少医院在人员和管理上的支出，降低运营成本。后勤服务外包后，医院将该部分的经营

权与财务分配权通过合同的形式交由企业承担，可以合理地将员工劳动人事关系和公司经营风险转移，医院仅承担监管作用。

4. 有利于提高医院财力物力的运作能力

医院后勤服务外包管理，通过成本核算、效率核算、计算医院的投入与产出比例，使医院能盘活后勤服务方面的资产，从而使财力、物力得到更大的利用。医院庞大的后勤服务体系的各项开支、各种闲置的储存物资和经费，都可以省下来用于医疗、教学、科研第一线的发展。

二、服务质量管理与质量控制体系

判断服务外包的成功与否，可以有不同的视野和维度，但对服务质量的高低评价是至关重要的。医院后勤服务质量是临床及病人满意的前置因素，满意度形成过程中涵盖了服务态度、服务内容、服务过程、服务形式，服务质量等能感知到的认可度。

（一）服务质量的定义

服务质量的定义是指服务能够满足规定和潜在需求的特征和特性的总和，是服务工作能够满足被服务者需求的程度。服务质量具有感知性、主观性、过程性、瞬间性、可控性等特征。服务方是遵循医院需要原则设置岗位与提供服务的，理论上说，医院要求越明确、越细化，服务方越容易操作，满意率相对较高。

管理者必须梳理后勤服务岗位，建立一套考核方法。

（二）质量控制体系

1. 构建外包决策体系

为保证服务外包的合适性，医院应构建外包决策体系。外包决策首先要对价值链进行分析与整合，确认医院服务内容中非核心业务的内容进行外包，或者社会公司具备更专业服务能力的业务进行外包。外包决策体系包括但不限于：外包内容的确定、外包模型的建立、相关环境的分析、外包商的评价与选择、外包风险的评估、成本与收益分析等。

2. 选择良好外包服务商

选择良好的外包服务商是服务外包成功与否的关键。依据服务质量相关理论，为保证满意加惊喜的服务感受，服务商应实施后勤服务创新战略，构建后勤服务质量体系。良好的服务商能提高服务外包的执行力，强有力地保证外包合同的有效履约，进而达到双赢的目标。

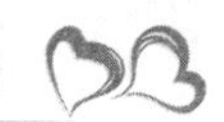

3. 推行有效的外包管理模式

外包管理模式有项目全部外包和管理委托外包，医院根据服务内容及服务要求和重要性的不同，可选择不同的外包管理模式。项目全部外包由外包公司承担服务项目，医院对结果进行评价与考核，服务过程中发生的人、财、物等方面的内容与风险都由外包公司承担；管理委托外包是项目管理由外包公司承担，服务人员劳动关系属于外包公司，但对服务质量、服务模式、服务成本等由医院方面提供决策。

4. 强化外包合作关系管理

外包合作关系的建立只是双方合作的开始，在合作过程中需建立完善的激励机制、约束机制和信息共享机制，以达到防范风险、提高合作绩效的目的，进而保证外包战略的成功实施。每个医院都有自己的独特性，接包方很难对发包方的所有要求都能理解透彻，也不易全面了解发包方的具体情况，这可能会影响服务外包的实施效果。特别是当接包方的企业文化与医院相冲突时，如果沟通合作不力，可能导致服务外包的失败。因此，有效的反馈和沟通对于服务外包活动的进行格外重要。

5. 实施外包绩效评估系统

市场环境和经营环境的变化给医院和外包方都会带来一定的影响，为防止外包合同的执行异常，医院应建立有效的外包评估体系，及时对已实施的外包行为进行评估。在评估过程中，评估指标的选定是评估成功与否以及评估结果有效性的关键，评估指标应以定性化指标为主，定量化指标作为参考。绩效评估包括：外包服务商的工作评价、外包成本与收益分析、服务质量和满意度反馈等。

（三）建立相关质量控制体系表

为提高后勤管理部门的科学管理水平，提高外包单位服务水平，为医、教、研提供良好的后勤保障和支持服务，充分发挥后勤管理部门的检查、指导、协调和服务功能，医院可根据实际情况制订相关考核表，对外包单位进行考核。

1. 考核内容与标准

第一，精神文明建设指标。

第二，管理考核指标。

第三，工作质量指标。

2. 具体考核指标规定

第一，后勤服务机构对院精神文明办及各临床、医技科室反映的问题和提出的要求应及时处理，重大问题要及时上报。

第二，后勤服务机构服从后勤管理处的监督管理，做到令行禁止。

第三，考核工作有年度计划、月计划，并定期总结，考勤、考核记录齐全。

第四，每月召开协调会议，分别对考核内容进行通报和回复。

第五，严格遵守劳动纪律及医院各项规章，坚持按制度规定学习、工作；部门间团结协作，顾全大局，工作不推诿；不发生新闻单位披露或院部点名批评事件。

3. 考核结果的应用及处置

第一，通过考核检查服务质量，发现问题及时处理。

第二，考核结果每月一次通报给被考核部门。

第三，根据《考核标准》，对考核未达标的部门进行扣罚。

三、风险管理

医院后勤服务管理中，需要识别、控制管理服务中的风险，已经是业内普遍的共识。随着经济社会的发展和医院后勤服务社会化的不断推进，后勤服务的风险管理问题日趋突出，在分析医院后勤服务的风险管理现状的基础上，将医院后勤服务风险管理分解为风险识别及评价、风险控制及应急、风险监测及评审等过程。

通过对医院后勤服务风险的剖析以及对风险管理各过程的管理，配置必要资源，制订过程控制准则，对这些过程进行监视测量，持续改进这些过程的管理，使医院后勤服务管理的风险得以控制和降低，以改进和提升医院后勤服务管理的业绩。

（一）后勤服务管理存在的风险

医院后勤服务外包后，由于用工方式的改变，以及运行模式和管理方式的变化都给医院带来了一定的风险，如法律风险、成本控制风险、服务质量下降风险、医院环境不稳定风险、医疗纠纷风险、投诉赔偿风险等多方面的问题。

1. 后勤服务管理中的法律风险

（1）安全生产方面的法律风险

在医院的后勤服务管理中，医院与服务企业在安全生产管理上存在职责不清、责任难以落实的被动局面。医院与服务企业的服务合同中，增加了“发生安全事故，由服务企业负全责”这样的条款，以为可以规避自己在安全上的法律风险，其实这是对法律、法规的误解。一旦发生生产安全事故，法律赋予医院的监管责任是推卸不了的。

（2）食品安全管理方面的法律风险

不断出现的食品安全问题严重影响着我们的日常饮食，危害着我们的健康。有的医院后勤服务部门已经完全实现食堂的对外承包（餐饮服务外包），也有的在对食品采购上还完全控制着。医院的后勤管理部门不管采用什么形式上的管理控制方式，对提供这类服务的企业在管理上还是存在缺乏系统化、科学化的管理机制和法律规范上的严重不足。

（3）医疗废弃物管理方面的法律风险

国务院在2003年颁布了《医疗废物管理条例》，在国家层面上严格规定了对医疗废弃物的管理。然而，医院在这方面的法律意识同样不清晰，埋下了法律上的管理风险。具体体现在：医院在对医疗废弃物处理的日常管理上，如收集、运送、储存，以及人员培训与感染防护等方面管理不到位，存在着安全的隐患；医院将医疗废弃物事故责任推卸给不具备资质的外包服务企业承担。

（4）保护隐私方面的法律风险

近些年来，个人信息与隐私的保护引起了社会的强烈反响，这基于宪法以及相关法规中对公民人权的尊重和保护。医院对患者个人信息与隐私的保护有责无旁贷的责任，但是存在对患者个人信息的管理意识淡薄；医院对保护患者个人信息未建立有效的、适宜的系统管理机制，导致了医院在患者个人信息保护责任方面的法律风险。

（5）社会用工方面的法律风险

随着事业单位劳动人事制度的改革，医院后勤不再招收在编员工，目前在医院工作的有社会公司人员、劳务派遣员工和在编员工，《中华人民共和国劳动合同法》对劳务派遣工的解释对医院而言仍是模糊的概念，使得因社会机构不规范用工的责任最终转嫁到医院方，如社会公司存在缴金不到位、加班超时（超过每月36小时）、辞退员工补偿不到位等。服务机构为追求利润最大化，法律意识淡薄；医院无专业人员研究法律、法规方面的内容，留下用工风险。

2. 服务成本难以控制的风险

实施后勤服务社会化，成本上升的风险主要来自服务外包的社会公司利益最大化的内在需求。医院后勤服务成本，主要是指医院后勤服务的人力成本、管理费用和各类材料的费用。社会公司作为一个经济实体，利润最大化是目标，利润是其生存的前提，外包公司都是经公开招标产生，公司之间竞争激烈，为了占领市场，存在低价不合理竞标的可能。医院管理者为了最大限度地降低支出，也往往认可低价者中标，但纠纷或事故也往往由此而生，需要纠正这样的纠纷或事故，医院支出的成本难以控制。

3. 服务质量下降的风险

医院后勤服务外包缺少真正意义上的第三方评价。医院后勤的水、电、气、医用气体等供应将会直接影响到医院的医疗质量，发生故障甚至会造成医疗事故，这部分的后勤保障质量不到位，很有可能会留下发生重大事故的隐患。

4. 医院环境不稳定的风险

医院后勤服务外包后，社会公司在运行中出现了一些问题，会对医院整个就医环境产生影响。

（1）医院仍然被认为是一切责任的主体

外包公司在日常管理上产生的风险，理论上随着业务外包后风险就随之转移了。但在日常业务工作的开展中，仍然有外包单位的员工，因工作辞退、劳资薪酬等原因，吵闹到医院管理部门，相关当事人仍然认为医院是最终承担一切责任的主体。

（2）在医院更换社会公司过程中产生的劳动纠纷带来的影响

医院在更换了社会公司后，肯定会对原社会公司员工的利益产生影响，一些原社会公司管理人员会鼓励原先下属的员工，就一些经济待遇问题直接与医院进行交涉，在医院内形成了环境的不稳定。

（3）外包过程中人员的稳定性风险

社会公司之间人员的流动带来的不稳定性，如被一个公司辞退的职工往往会到另外一个公司上岗，公司之间有少许薪金方面的差异就会引起人员的流动。

（4）社会公司用工不规范的风险

社会公司为获得利润最大化，在用工方面存在不规范现象，如超时不给加班费、加班超过劳动法规定的最大限度、违反国家相关规定少缴纳社会保险金等。平时相安无事，一旦员工和公司发生矛盾时，往往新账老账一起算，而公司常常会用各种借口拖延问题的解决，因而引发群体性事件，影响正常医疗秩序，并给医院造成不好的社会影响。

（5）社会公司的内部管理上存在的风险

社会公司在管理方式也会在某种程度上影响医院环境稳定，往往是采用人治的方式比较多。一些公司内部的规章制度形同虚设，管理人员可以随意将自己的亲属朋友安排舒适的岗位等，这样的管理方式成为医院不稳定的隐患。

5. 发生医疗纠纷的风险

由于后勤服务在设备维护上的不足，提高了医疗纠纷发生的概率与风险。

现代医疗服务的发展中，医疗设备已经越来越广泛地应用到医疗诊断与治疗服务中。从某种意义上说，医务人员或患者已经对这类智能化、高精尖的医疗设备产生着依赖性，而设备的维护、管理就越来越突显其重要性。医疗设备的维护、管理一般由医院的后勤部门（如设备科）来策划与实施。但是近些年来，由于设备故障，导致医疗纠纷时有发生。

第七章　医院运营管理

第一节　运营管理概述与评价体系

一、医院运营管理的概念与特点

（一）医院运营管理的概念

运营管理是对运营系统的设计、运行、维护与优化过程的管理，包括对运营活动进行的计划、组织、实施与控制，是与产品生产和服务创造密切相关的各项管理工作的总称。运营管理是现代企业管理科学中最活跃的一个分支，也是新思想、新理论大量涌现的一个分支。

医院运营管理是对医院运营过程的计划、组织、实施和控制，是与医疗服务创造密切相关的各项核心资源管理工作的总称。简单地说，医院运营管理就是一套帮助医院实现人、财、物三项核心资源精益管理的一系列管理手段和方法集。

医院运营管理的实质是通过对组织资源的设计、计划、控制与改善，进而达到实现组织价值增值的目的。运营管理的研究对象为医院运营系统：广义的运营系统是由人和机器构成的，能将一定输入转化为特定输出的有机整体。对于医院这一特定组织而言，输入的是病人，通过内部的诊断和治疗，最终的输出为身心得到康复的病人。医院的运营管理则侧重医院内部运营系统的设计和管理。

（二）医院运营管理的特点

1. 系统性

现代医院同其他组织一样，处于一个开放的社会系统之中，既受社会环境、经济环境、政治环境、文化环境等宏观环境的影响，又受到医院内部微观环境的制约，这就增加了医院运营管理的复杂性和难度，也决定了医院的运营管理的设计必须符合内外部环境变化的需要，要把系统性原则作为医院运营管理设计的基础性原则，全面、系统考虑问题及对策。

2. 增值性

医院加强运营管理的初衷是实现整体绩效最优，即价值最大化，通过科学合理的运营技巧、方法、工具等的运用，提升医院的价值转换、增值能力。医院作为公益性组织，既要讲求经济效益，又要兼顾社会效益，因此，这里的价值增值不仅仅只关注医院本身，还包括与医院有利益往来的所有相关方，特别是要关注患者这一受益主体价值的增值，这也是实现医院持续健康发展的关键。

3. 多学科性

随着现代医学模式和医学技术的发展、转变，与之相对应的运营管理模式也在发生着变化，涉及的学科越来越多，既包括科学管理、人际关系理论、决策管理，又涵盖信息技术、财务管理、体验管理、供应链管理、价值管理等理论，需要具备多学科的综合性运营管理人才。

二、医院运营管理的主要内容

（一）优化医院资源配置

强调医院运营的实质在于不断提升医院资源配置的效率，最大限度地将医院拥有的人、财、物、信息、空间、时间等资源进行整合，以提升患者体验为宗旨，不断进行资源重组和流程再造，持续提升医院核心竞争力。

资源优化配置指的是能够带来高效率的资源使用，其着眼点在于“优化”，主要指组织内部的人、财、物、信息空间、时间等资源的使用和安排的优化资源配置是否优化，其标准主要是看资源的使用是否带来了生产的高效率和企业经济效益的大幅度提高。优化资源配置一般要遵循以下几个步骤：首先，要找准标杆，对现有资源使用情况进行评估；其次，要建立评估指标体系；再次，通过调研分析等方法，取得相关准确可靠的数据，进行指标分析；最后，通过与行业领先标杆的对比分析，找准差距，提出改进、完善的建议和措施。

现代医院的核心资源是“人才”，因此，医院人力资源配置得恰当与否将直接影响到

医院的运营效率的高低。人力资源配置应遵循以下原则。

1. 能级对应原则

合理的人力资源配置应使人力资源的整体功能强化，使人的能力与岗位要求相对应。医院岗位有层次和种类之分，它们占据着不同的位置，处于不同的能级水平。每个人也都具有不同水平的能力，在纵向上处于不同的能级位置。岗位人员的配置，需做到能级对应，就是说每一个人所具有的能级水平与所处的层次和岗位的能级要求相对应，例如，医院把资历深、有经验、高水平的专家配置在门诊科室，保证医院医疗服务质量，把年轻医生配置在住院病房，有利于年轻医生的进步及医疗水平的提升，这就是一种客观的医院微观人力资源配置能级对应原则的体现。

2. 优势定位原则

人的发展受先天素质的影响，更受后天实践的制约。人的能力发展是不平衡的，其个性也是多样化的，每个人都有自己的长处和短处。优势定位内容有两个方面：一是指人自身应根据自己的优势和岗位的要求，选择最有利于发挥自己优势的岗位；二是指管理者也应据此将人安置到最有利于发挥其优势的岗位上。

3. 动态调节原则

动态调节原则是指当人员或岗位要求发生变化的时候，要适时地对人员配备进行调整，以保证始终将合适的人放在合适的岗位上。通过对人才动态的调节，不仅使人才得到有效发挥，也为人才提供丰富的实践环境。保证医院人员结构的活力及人力资源配置的高效，并持续保持优化的动态人才结构。

4. 结构合理原则

结构合理原则是指保证各类人员合理的比例关系、合理的层次结构配置、合理的年龄结构和合理的知识结构，使医院各类人员达到最优化群体组合，发挥医院所拥有的医疗、护理及管理人才的整体最大效能。

5. 精简高效原则

精简高效原则是指依据正确的组织设计，在完成组织任务目标的前提下，根据组织职能合理设置相应部门的岗位，配置最合适的员工完成组织任务，实现最高效率。

6. 医疗绩效原则

建立较为合理的人力资源配置标准，进行优化组合，形成强大的团队合力，充分发挥和利用人力资源的效能。

针对当前医院人力资源管理存在的管理方式、结构比例不合理等问题，建议通过以下方式加以改进。

第一，建立有弹性的事业部制医院组织架构，从而激活医院人力资源配置的多样性，摆脱过去传统的人事管理方式由固定教条的科层式的人员配置方式转变为弹性地随着环境变化，能快速适应组织职能变革的人力资源配置方式，实现各类人力资源“按岗择位”的科学合理的平行流动。

第二，针对医院各类人员管理方式的不合理，大胆引进西方最新的项目管理方法，通过项目管理方法的开展促进项目工作团队的形成，医疗技术人员实现跨部门的协作和医疗技术人才充分流动，实现人力资源的充分开发和利用，调动其工作积极性，从而避免医疗技术人才与行政领导的对抗。

加强行政管理人员的素质及职业道德教育，提高卫生管理的专业管理人才的引进与配置，明确自身角色与职能定位，强化行政管理人员的服务意识，进行责任落实，通过绩效管理遏制行政管理人员财力、物力浪费；后勤人员的服务具有技术性，应以服务质量为标准进行其岗位的配置，开展质量管理，强调以患者为导向，向组织内提供技术服务，满足较高质量的期望和需求。

第三，优化调整各类人员的合理配置，使医生占医院总人数的30%~35%，护士占总人数的45%~50%，行政后勤人员控制在10%以内，突出医疗与护理人员的重要性，实现为患者提供良好医疗服务的功能。

（二）医院利益相关方管理

我国医院经过快速发展，已经从单纯地追求技术领先、设备高精尖、规模化扩张，演变为服务水平和管理效率、效益的竞争。因此，将利益相关方管理引入医院管理中，对提升医院整体运营管理水平具有重要的意义。

现代医院运营管理注重价值的增值和提升，强调医院整体价值最大化，因此，现代医院的运营管理更加要强调对利益相关方的管理，医院的利益相关方既包括与医院有直接关系的群体，如政府、职工、患者、供应商等，又包括当前不直接与医院有利害关系的社会大众等。医院价值的提升在于建立和维持好与各利益相关方的关系，通过资源的整合、流程的优化、关系的维护等进一步提高医院的运营效率和效益。

医院实施利益相关方管理要遵循以下步骤和途径。

第一，要引起医院领导的重视，进行全院、全员动员，广泛开展宣传，形成对医院核心价值观的共识。

第二，建立首问（诊）负责制。与利益相关方维持良好的关系的前提，是要树立服务

第一的理念，医院的每一个员工都是医院形象的宣传者和维护者，良好的社会关系的树立要靠每一位职工的努力。同时，要建立相应的激励和奖惩机制，充分调动职工参与医院管理的积极性，争做医院形象宣传的大使。

第三，要开展利益相关方对医院管理的调查，找准薄弱环节，有针对性地采取措施进行改进提高，尤其是与医院有直接利益关系的患者；要通过不断优化流程、改善管理，为患者营造良好的就医体验。

第四，整合 HIS，优化办事流程，缩短利益相关方就医办事时间。例如，通过对医院往来客户的管理，提高利益相关方管理和服务的准确性和及时性，通过患者在线预约、检查检验结果自助打印、在线缴费等，进一步缩短患者的就医时间，提高患者就医体验的满意度。

（三）医院营销管理

随着我国医疗服务市场竞争的加剧，医疗机构也从计划经济体制下的“卖方市场”向市场经济下的“买方市场”转变。医院如何在竞争激烈的市场中赢得发展先机，塑造强势的医院品牌形象就显得尤其重要。因此，当前医院的管理者越来越重视医院的营销管理，并将营销上升为战略，与医院的长远规划相结合。

医院营销管理应坚持“以人为本、全员营销”的原则，在此基础上，制定医院长远的营销战略规划：“以人为本”就是医院所进行的一切活动的基础原则，包括规章制度、诊疗流程、机构设置、人员配备、信息化建设等，都应该首先考虑是否有利于患者，是否有利于满足患者的需求，并通过动态可调整的机制，对一切不适宜的制度，行为进行规范、调整和完善。此外，这里的“人”还包括患者家属、亲朋好友、职工及社会大众等，这里的“以人为本”，就是让置身其中的利益相关群体都能获得良好的身心体验，良好的就医体验是塑造医院品牌形象的关键，理应成为医院营销的出发点和立足点。“全员营销”不是要求医院全体人员都去搞推销，而是指将医院营销的元素贯穿于诊疗服务的全部过程中，渗透于每个诊疗行为的全部细节中。在传统医疗理念中，医护人员承担的只是治病的一种角色，而在现代营销观念或者现代医疗理念中，医护人员不但要治好病人生理的病，又要通过治病过程中自身的所有行为去占据病患的心智。营销的本质就是对消费者心智的占领，也就是医务人员要同时承担两种职责，即治病与营销。医院每个人都是传播医院形象的一个媒介，每一个行为都是一种医院形象、文化的传播行为，这是全员营销的核心。“全员营销”就是让全体职工在医院核心价值观的引领下，实现人人参与营销，人人争做医院形象的代言人。

三、医院运营管理评价体系

（一）医院运营评价体系的构建

现代医院运营管理的本质在于优化资源配置，提高资源配置效率和效益，提升医院整体价值。运营管理的职能和一般企业的职能一样，都包括计划、组织、实施和控制运营管理的过程也是医院一切资源，活动的计划、组织、实施和控制的过程。医院运营管理应树立“大运营”管理的理念，要紧密结合医院发展战略，站位全局，谋划长远。医院运营管理的定位应该是医院各项经营管理事项的参与者、决策信息的提供者和监督落实者。医院运营管理的对象是运营过程和运营资源。运营过程是指围绕着产品或者服务的一系列有组织的运营活动，是一个“投入—转换—产出”的过程，即投入一定的资源，经过一系列、多种形式的变换，使其价值增值，最后以某种形式的产出提供给社会的过程。运营资源是指企业内部支持运营活动的资源条件，主要由人、财、物和技术等构成，是运营过程的支撑体系。

运营过程要始终围绕“以人为本、以健康为中心”的运作理念，要让与医院有接触的所有利益相关方都能有良好的体验。对患者及其家属来说，就是要从进医院到出院的全过程都能体会到便利，感受到温暖和关爱，并在就医过程中得到应有的尊重。对医院职工来说，就是在提供服务的过程中能感受到自身价值的存在，能得到医院领导和职工的认可和尊重，并有积极性全身心地投入工作中去，将个人价值与组织价值融为一体。对与医院有业务往来的供应商来说，就是在与医院的经济交往过程中能感受到医院的诚信和诚意，要换位思考，共同实现价值最大化。要实现这些运营目标，就需要对医院整体的运营过程进行不断优化和改进，就需要不断发现问题并加以改进，而这就需要一个专门的组织机构进行分析处理：因此，现代医院的运营管理需要成立专门的运营管理部门。

医院运营管理部的设置就是要改进当前大多数医院执行的直线型组织结构的缺陷，进一步加强组织结构中各平行职能部门间的沟通、协调功能，以解决管理中存在的条块分割问题和整体效率低下的问题，也是现代医院规模扩张后必然要强化的一部分职能。

（二）医院运营评价指标体系

没有评价就没有管理，医院运营管理执行的好坏亦是如此。因此，构建科学合理的运营评价指标体系尤其重要。同时，要避免一个评价误区，不要将医院运营体系的评价等同

于医院财务管理的评价，医院财务管理评价是医院整体运营管理评价的一部分和重要的方面，而不是运营管理评价的全部。因此，在构建医院运营管理评价指标体系时尽量从医院发展的全局和不同的发展阶段来考虑。

医院运营评价指标体系构建的方法主要有平衡记分卡法、关键绩效指标法、头脑风暴法、专家咨询法、因素分析法、层次分析法、决策树法、模糊聚类分析法等，具体指标的构建要结合医院发展的具体实际进行选择，指标的选择要坚持少而精、易测量评价以及具有导向性等。

医院运营评价指标体系既可以从全局制定，也可以针对具体事项任务制定，既可以包括长远指标，又可以涵盖短期指标。医院运营评价指标应重点关注工作效率（包括数量指标、质量指标、医疗安全）、临床核心技术（包括疑难危重症诊断、专科技能、专科理论、同行评议等）、技术创新（包括新业务开展、特色技术）、满意度等核心指标。

运营评价结果可以通过公示、通报、与绩效挂钩及与个人职业生涯挂钩等形式来反映，建立激励与约束相结合的机制，做得好的要奖励，做得不理想的要给予一定的惩戒，逐步塑造医院良性的运营管理运行机制。

第二节　医院运营精细化管理

一、医院运营精细化的概念

医院运营精细化是指医院通过实施精细化运营管理，对医院资产、资金、人员进行合理、规范、高效的精细化管理，通过做好医院的基础工作，运用信息化手段，对成本控制、绩效考核、预算管理、全成本核算，以及其他的运营管理的各环节、各部门进行梳理和优化，有效地提高医院运行效率，进而达到有效节约控制成本的目的。

二、医院运营精细化的意义

随着医改的深入推进，要求公立医院实行成本核算、预算管理和绩效考核，以加强公立医院管理。公立医院通过近几年的快速发展，规模扩大、收入增长，但是在管理方面存在缺失，尤其许多医院的管理者是学医出身，对运营管理不重视、不关注，造成医院在业务发展的同时，面临着经营不善、管理混乱的现状。这种情况下，只有通过精细化的管理，才能实现对医院材料、资产、资金、人员的合理、规范、高效的运行和管理。通过医院管理逐步精细化，及时发现运营管理中存在的不规范、不合理、流程不顺畅的现象，不断地对运营管理的各环节、各部门进行梳理，有效地提高医院运行效率，进而达到有效节约控制成本的目的。

三、医院运营精细化管理的内容

医院运营精细化管理作为一种新兴的管理理念，管理主要目的在于最大限度地为医院降低成本，节约资源，以提高医院管理效益。

医院运营精细化管理，主要包括以下几个方面。

（一）医院绩效精细化管理

建立医院绩效评价指标体系，制定绩效目标，评价、监督、反馈等管理运行机制，是现代医院实现可持续发展的必然趋势和重要动力。因此，医院绩效管理是医院管理的基础性工作，也是激励医院医务人员，促进医院发展的重要工作。因此，医院精细化管理需要从绩效管理入手。

1. 绩效

什么是绩效？绩效是业绩和效率的统称，包括活动过程的效率和结果。绩效的界定有三种：第一，绩效是一种行为；第二，绩效是一种结果；第三，绩效是一种关系，是强调员工潜能与绩效的关系，关注员工素质，关注未来发展。从管理学的角度看，绩效包括个人绩效和组织绩效两个方面，组织绩效是组织期望的结果，是组织为实现其目标而展现在不同层面上的有效输出。从行为学角度看，绩效是一种个人或组织的行为能力判断，可以区分个人或组织行为能力的高低。从经济学角度看，绩效与薪酬是员工和组织之间的对等承诺，绩效是员工对组织的承诺，而薪酬是组织对员工的承诺。社会学认为，绩效意味着每个社会成员按照社会分工所承担的职责。

2. 医院绩效管理的内涵

医院绩效管理是指医院在明确的组织目标下，通过持续开放的沟通过程，形成组织目标所预期的利益和产出，并推动团队和个人做出有利于实现组织目标的行为。

医院绩效管理内涵主要有：①绩效管理目标是医院制定可定性或可量化的工作任务，并对科室或个人的工作产出进行衡量或评估；②绩效管理标准是达到绩效指标的程度，一般分为基本标准和卓越标准，前者主要用于判断被评估者的绩效是否达到医院的基本要

求，后者是指医院对被评估对象未做具体的要求和期望，但其仍超越他人达到较高的绩效水平，这也是医院管理要求的上限与下限；③绩效管理不但可以衡量，而且可以控制。医院绩效指标及绩效标准确认后，可以采取量化和非量化两种方式，通过考核等形式对绩效的形成过程和最终结果，进行有效的控制与改进医院绩效精细化目标有：一是绩效与战略对接，反映医院发展意图；二是强化医院内部管理，提升运营能力；三是改善医院员工业绩，有效激励和客观评价。

对医院管理者来说，绩效是一个医院的院长和员工的持续不断的双向沟通过程。也就是说，医院绩效管理是全体员工参与医院管理的自下而上的过程，是一个以员工为中心并强调发展的过程。首先给员工确立目标并与其达成一致的承诺：其次对医院和员工实际期望的绩效进行客观衡量或主观评价；最后通过相互反馈进行修整、确定可接受的目标并采取行动。因此，进行医院绩效管理时，既要考虑投入（行为），也要考虑产出（结果），同时还要考虑医院员工个人自主性和学习能力的提高，特别是强调建立医院绩效文化，促进员工之间相互支持和鼓励，形成具有激励作用的工作氛围。因为医院和员工的绩效管理是在医院一定的组织背景中进行的，离不开医院特定的组织战略和组织目标，而对医院绩效进行管理，也离不开对员工的管理，而且还要通过员工实现医院的组织目标。

绩效管理就是将工作人员的工作指标量化。医院绩效管理实际上也是将医务人员的工作指标量化，把成绩跟收入挂钩。其过程一般包括绩效计划、绩效实施与管理、绩效评估、绩效反馈等四个环节，其中绩效计划是管理者与被管理者之间需要在对被管理者绩效的期望上达成共识；绩效实施与管理是管理者对被管理者的工作进行指导和监督，对发现的问题及时予以解决，并对绩效计划进行调整；绩效评估是根据制订的绩效计划，对组织目标完成情况进行评估；绩效反馈是在绩效管理工作结束后，将评估结果向员工反馈，并作为员工培训和制定个人发展计划的依据。因此，根据医院内设科室和员工个人的职责，设定绩效指标，制定详尽的绩效标准，进行绩效评估，是开展医院绩效管理工作的基础。

医院绩效管理涉及医院、科室、个人以及相互之间的各个层次，在医院管理的不同层次进行绩效管理，具有十分重要的现实意义。在绩效管理工作中，可从“德”“能”“创”“效”四项予以实施。可设计具体的考核表格，每项设置不同的权重，根据每项的不同得分可获得总分。

“德”的具体准则就是新时期社会主义道德规范，比如可以从“仁、义、礼、智、信、温、良、恭、俭、让”这几个方面来进行评价。

“能”分为劳苦系数、努力系数、贡献系数，其中劳苦系数是职责考核，在科室中分成若干医疗小组，每个小组有高、中和初级职称的人员，严格按职责要求办事，如果不称职，就按其实际工作所符合职称的奖金系数设置，让技术高超的人能够得到好处。努力系数是指创新和进步，鼓励医生逐步开展治疗过去没有治疗过的疾病。贡献系数是技术指标，可按每月实际治疗的疾病，必须达到往年的平均劳动强度，包括病种和数量，并把医疗文书书写纳入到考核体系，与奖金挂钩。

“创”就是创新，主要包括教学、科研两部分。

“效”就是效益。实行成本管理，注重社会效益，切实衡量收费、价格等是否符合规定，是否符合病人的承受能力。医院从总体上考核科室的实际收入利润，提高者给予奖励。每个科室再根据上述原则考核每个人的实际收入进行具体的分配。

不同的考核内容由不同的部分进行考核。“德”由医院党办和人力资源部门负责考核。“能”由医务部门考核，“创”由科教部门考核。“效”则由财务部门汇总算出全部分数。医院办公室负责考核和监督上述部门的运作，可以在内网、外网分别设立举报信箱，员工可以通过面对面、书面、电子、电话等形式反映实施过程中的问题。

3. 对医院绩效管理的理解

医院绩效管理的目的是结合医院建设发展的需要对员工进行指导和支持，不断提升医院管理水平，以尽可能高的效率，获得尽可能大的效益，同时也引导医院向良性方面发展。

（1）医院绩效管理反映医院的管理能力

医院绩效管理的目的分为战略目的、管理目的和开发目的。既要管理医院不同组织的绩效，又要管理员工的绩效。医院绩效管理有以下作用：一是绩效管理要据医院发展战略目标制定各科室和员工的目标，成为落实医院发展战略的手段；二是绩效管理要贯彻指导、评价、区分、激励、沟通等管理措施，促进医院管理有效；三是绩效管理要着眼于人力资源的开发，使员工不断进步，保持绩效持续改善。

（2）医院绩效管理是一种薪酬管理

医院根据员工所提供的不同服务，确定员工应当得到的报酬总额以及报酬结构和报酬确定薪酬。以岗位定薪酬、以业绩定薪酬、以能力定薪酬是医院薪酬管理的基础。医院薪酬管理需要在薪酬的公平性、有效性以及合法性之间找到平衡。因此，要始终坚持平衡、协调和把握效率优先、兼顾公平、按贡献度大小分配薪酬的基本原则。其中，效率优先是医院分配改革的第一原则；兼顾公平主要调和分配差距；按贡献度大小分配薪酬既是一种激励导向，也是一种分配倾斜和补充。从作用机制和对象上看，效率优先原则主要拉开医院一、二、三线人员的薪酬分配差距；兼顾公平原则主要调节三、二、一线人员的薪酬分配差距；而按贡献度大小分配原则主要加大技术、管理骨干的薪酬分配倾斜，对医院人力

资源的开发和使用将起到良好的支持和引导作用。

（3）医院绩效管理是一种调节

医院绩效的评价过程是对医院管理状况的考核过程，也是对医院管理干部领导行为的激励和强化的过程。在医院管理中，员工个体行为与群体行为之间常存在着轻重协调问题，不同条件的科室、不同的员工，其表现出来的作用也存在较大的差距。通过绩效管理的调节，可以及时化解此类矛盾。医院绩效管理需要突出制定的绩效指标的针对性，又不能存在交叉，从而增强绩效管理的可操作性，有的放矢地改进工作。

医院绩效管理的对象是一个心理需求层次较高的知识密集型群体。而医院管理的工作是与人的生命健康息息相关的工作。因此，研究科学客观的医院绩效管理评价方法，使医院绩效管理逐渐成为医院员工广泛认可的管理过程，将有利于形成调动员工积极性、鼓励开拓创新、进行团队协作的绩效文化和工作氛围，成为落实医院发展战略的重要工具。

（二）医院经营精细化管理

医院面对医疗技术更新、医疗费用不断上涨、病人的医疗要求日渐提高等诸多方面的竞争和挑战，如何实现在较高的劳动效率基础上的良好效益，是当前医院管理研究的重点问题。比如医院管理体制存在产权不清、权责不明、政企不分、管理不科学的弊端，造成医院投资主体单一，卫生筹资的渠道狭窄；医院运营机制不完善，缺乏自主权；卫生资源配置不合理，条块分割运行成本高，缺乏效率和效益等。

因此，医院要从科学发展观的角度实现医院经营管理观念的升华。既要考虑当地的发展，又要考虑未来发展的需求，坚持以人为本、全面、协调、可持续的科学发展观。妥善处理医院公益性与经营性的关系，坚持医院经营的公益性，坚持全心全意为人民服务的宗旨。

医院应注重建立全面的包括新管理理论、新管理体制、新管理机构、新运行机制、新运营模式等经营模式，实行院科两级相结合的经营管理体制，在管理中要注意以下几种方法：一要注重以人为本的管理方法，提倡合作创新，实现自我管理和自我超越，创造发挥医院人才最大创造力的新空间。二要注重信息管理的方法，建设和使用计算机网络系统，通过提高信息传输和交换的速度、效率，改变医院与医院之间、医院与科室之间、医生与病人之间、医院信息传输与交换之间的行为方式以及医疗信息服务的协调模式，使医院管理手段更加科学化和数据化，为现代医院发展提供广阔的空间。三要注重组织管理的方法，提高自我调节能力和自我超越能力，发挥医院团队运作优势。四要注重知识管理的方法，通过对知识的有意识利用，使之变成一个可以管理的资源，不断使医院具有强劲的经济竞争优势。医院经营管理创新的目的在于根据服务人群的要求，不断调整医疗服务的经营策略和功能定位，不断推出新的服务模式和服务手段，开展新的诊疗技术和项目，以不断满足社会群众的医疗服务和健康需求。坚持以人为本，把满足员工的需求和员工的全面发展作为医院人力资源管理的出发点和目的，以医院员工的能力作为管理对象和管理核心，建立以能力为核心的价值观，以员工的能力、智力为管理重点的量化绩效考核体系，形成医院对科室、科室对员工的院、科两级考核体系，不断完善医院、科室、员工的绩效考核方案和激励分配机制，按岗位定绩效考核目标，按目标定绩效考核标准和指标，按绩效定激励方向，包括薪资调整、深入培训、职位升降、定职定级、转岗解聘等，实现按绩效对科室、员工进行激励和约束，充分发挥医院员工的主动性和能动性。

医院发展力是衡量医院可持续发展的能力，由医院物力、人力和品牌竞争力等因素组成，其中物力由物品和货币组成：人力由管理者能力、员工素质、人力运行机制组成；品牌竞争力由知名度、美誉度、市场占有份额组成。

通过从物力、人力、品牌竞争力等三个方面建立医院发展力评价指标体系。避免考核指标重复计量、交叉计量的重复性，针对不同人群的不同健康需求，采取不同的服务措施，提供预防、保健、医疗、康复等全方位的服务。并在医院经济效益的增长点上体现经营结构的多元化，体现医疗质量和服务质量的提高。

（三）医院的资本经营精细化管理

随着卫生改革的深入和市场经济的发展，为医院资本创造了有利的条件。医院资本经营是将医院一切可支配的有形和无形资产以及人力资源视为活化资本，通过市场机制进行有效运作和经营，提高资产使用效率和效益，最大限度地实现资本增值，增强医院市场竞争力。资本经营作为一种以资本增值为目标的战略式经营管理，有利于优化医院资本结构、规避医院投资风险、推动医院产权改革、增强医院发展实力，是现代医院经营管理的发展趋势，是医院优化资源配置、增强发展活力、提高经济效益的有效途径。

1. 体制基础

在市场经济条件下，产权制度的改革和资本市场的发展，为医院资本经营提供了坚实的体制基础。医院资本经营是实现医院产权主体多元化和产权形式多样化，促进医院所有权与经营权分离的必然结果。必将使医院真正成为自主经营、自负盈亏、自我发展、自我约束的独立法人实体和市场竞争主体，并承担创造医院综合效益和国有资产保值增值的责任。

2. 现金机遇

随着医疗服务市场的逐步开放，外资和其他社会资本的介入，相继出现个体、民营、中外合资合作、股份制等医疗机构，为现代医院围绕服务资本、技术资本、金融资本、人力资本、产权资本等进行资本经营提供了机会，并逐步形成多元化的投资经营格局。

3. 融资渠道

医疗机构多元化的投资，促使医疗服务市场与资本市场更加紧密结合，为现代公立医院进行资本经营提供了新的筹资渠道。同时，资本市场的完善、机构投资者的参与、金融工具和交易形式的发展，也为医院资本经营提供了更大的空间。从而既可实现资本赢利的目的，促进医疗事业发展。

医院资本可分为知识资本与资金资本两大类，其中资金资本由医院的现金、设备、房屋等有形物质组成，是投资的结果，代表着产出和服务能力。而知识资本是医院所拥有的知识、组织文化、管理能力等。主要有以下几种表现形式。

（1）人力资本

人力资本是通过对人进行投资而形成的资本，其基本要素是人力所持有的体力、知识、技能等。人力资源是知识的载体，而知识的存量与转化能力则是人力资源发挥作用的基础。只有通过对人员的投资，包括为提高人才能力而进行的人力资本管理、人力资本动力、人力资本效率、人力资本效益等的各项投资开支，才能产生人力资本。因此，人力资源不断增加其知识拥有量，并为提高服务能力和新知识产出创造条件，对医院知识资本保值与增值发挥不可估量的作用。

（2）管理资本

医院内部管理以职能科室管理为主体，以质量控制与经济安全运行为核心，执行是其主要管理行为。而医院外部管理主要根据市场环境进行医院时期发展的决策，管理行为主要是决策，属于管理能力范畴。加强医院管理的投资，提高医院管理者的能力和素质，提升管理能力、完善组织结构、效率等。

（3）技术资本

技术资本和技术开发与应用的统一，是医院知识资本的核心。市场需求是医院技术资本开发的基本出发点和最终归宿，因此技术资本开发的主要动力来自市场需求，包括引进资金资本、引进智力资本和引进新的机制等，以加快推进医院管理体制和学科组织的调整重组，实现新的具有较强活力的组织机构，确保技术资本不断开发和生产新的产品，提供新的服务，占据医疗服务市场并实现市场价值。同时，高度重视技术资本要素同医院其他资本要素的新组合是提高医院核心竞争力的关键。

（4）市场资本

市场资本是指医院通过其所拥有的与医疗服务市场有关联的无形资产而可能获得的潜在收益。医疗服务市场存在的健康需求，具有广泛性、多样性、层次性和复杂性等特点，把医疗服务市场看作一种资本的目的，通过提高对医疗服务市场的认知程度，重视医疗服务市场的营销、开拓、运行、利用能力及医院品牌的投资比率等，尤其是提高医院市场营销的水平和层次

（5）顾客资本

顾客资本是指医院及其员工在顾客中的信誉，以及顾客忠诚度和满意度所隐含的资本形态，是医院生存发展最为宝贵的无形资产。医院资本经营的社会效益离不开医院的公共关系及媒体的传递，同时也离不开政府和社会的支持，而顾客的满意度与忠诚度又离不开医院服务中对顾客利益的关注。因此，顾客满意度与忠诚度在某种程度上直接决定着医院资本经营的效果。

医院资本经营要坚持以提高经济效益为中心，通过市场机制对资本结构、融资和投资进行严格管理和灵活调度，追求资本价值增值最大化和经营贡献最大化。医院资本经营的方式选择主要分为两类：一是内涵式经营，主要通过内部融资和资本存量结构的合理调整、盘活用足现有资本的方式，满足医院经营管理的需要；二是外延式经营，主要通过扩大融资规模增加资本存量、扩大生产，经营场所，增加人力、物力，以实现医院扩大再生产。主要基于医院内部条件和外部环境的变化，通过收购、兼并、股份制、参股、控股、托管、拍卖、联合、租赁、转让等多种形式，进行医院资源的优化配置和产业结构的动态调整。

通过进行资本经营评价指标的分析、比较，选择适宜的资本经营方式，避免医院资本经营的盲目性和失误性，并适时调整资本经营的方向、形式和方式，切实加大对资本经营的力度，积极有效地进行资本运作。提高医疗收入，实现医院资本的保值增值，使医院资本经营进入良性循环，提高医院的社会效益和经济效益。医院通过围绕医疗的市场、服务、质量、品牌、负债、资本、知识、信息等环节展开经营管理。一是培育医院核心经济，以高科技为其重要的资源依托，发展医院特色，打造医院品牌。二是调整医院结构经济，以智力资源、无形资产为第一要素，重视第三、第四产业，以及人力资源、形象资产的开发利用。三是拓展医疗市场经济，开展全方位、多领域、广渠道的服务，带动相关医疗学科的发展。四是启动医院综合保障经济，找准医院定位，紧紧围绕医院所承担的任务和功能要求筹划各项建设，将不合作竞争转为合作竞争，形成战略联盟，防止恶性竞争，实现以比较低廉的费用提供比较优质的医疗服务的目标。

医院资本经营在一定的程度上会导致医院经营管理风险的扩张。因此，加强医院资本经营的财务管理，保证医院经济安全、有效运转显得日益重要和迫切。医院资本经营的项目要符合卫生产业的发展方向，具有较强的市场拓展能力。同时把握资本市场发展规律，按照“风险与收益平衡”原则，处理好资本市场与财务风险、风险投资与风险报酬的内在联系，科学合理地运用财务杠杆的调节功能，建立科学的财务风险管理机制，包括工作数量、业务质量、成本水平、收支结余、负债能力等指标在内的财务风险预警系统，开展有效的风险控制、预测、评价、分析、处理工作，建立健全内部财务管理制度，形成完善的内部控制制度和科学的理财方法，强化预算管理，减少资金浪费，保证医院资本的保值、增值，促进医院的建设发展。

（四）医院战略成本精细化管理

将战略成本管理的观念引入医院经营管理中，寻求医院长远的竞争优势，是医院长期发展的需要，也是医院传统成本管理体系自身变革的需要，可以更好地实现医院可持续发展的战略目标。医院过去的成本管理理念只重视明显的成本因素，重在成本节省，而忽视隐含的成本因素，其成本信息不能帮助医院管理者有效地进行战略决策。而医院战略成本管理是指将医院成本管理置身于战略管理的空间，从战略高度对医院及其与之关联的成本行为和成本结构进行分析，从而创造竞争优势，以达到医院有效地适应外部持续变化环境的目的，为战略管理服务。一方面将成本管理会计导入医院战略管理并与之相融合，另一方面在成本管理会计中引入战略管理思想，将成本管理对象从内部延伸到外部，将成本管理从日常经营管理提升到战略管理。医院战略成本管理是全方位、多角度突破医院边界的成本管理。重在成本避免，立足预防。其特点表现在五个方面：一是长期性。战略成本管理的目的不仅在于降低成本，更重要的是建立和保持医院的长期竞争优势，以便医院长期生存和发展立足于长远的战略目标。二是全局性。战略成本管理综合医院内部结构和外部环境，进行包括医院内部、竞争对手和整个行业在内的价值链分析。实现最佳的成本效益比，使医院获得成本领先的竞争优势。三是外延性。战略成本管理是全方位的成本管理，不仅加强事前和事后的成本控制，更着眼于医院的采购环节乃至研究开发与设计环节、医疗服务项目的推广应用及病人接受后续诊治的成本控制，把医院成本管理纳入整个医疗市场环境中予以全面考查，全面地分析和控制医院各部门内部及部门之间相互联系的成本。四是抗争性。战略成本管理是在激烈的医疗竞争中如何与竞争对手抗衡的基本竞争战略之一，其目标是实现成本领先，取得竞争优势战胜对手，保证自己的生存和可持续发展。五是创新性。战略成本管理使医院经营管理不断创新成本管理的方法和手段，实现从成本维持和成本改善转向节约或避免本应发生的成本，从源头上控制成本发生。

医院战略成本管理是全员、全过程、全环节、全方位的成本管理，不仅为医院决策者提供决策有用的战略性成本信息，而且借助成本管理的基本功能赢得并保持竞争优势，使医院成本的持续降低成为战略成本管理的终极目标。

医院战略成本管理方法多种多样。可以结合自身情况选择不同的方法。一是价值链分析法。价值链是指一系列由各种纽带连接起来的相互依存的价值活动的集合。价值链分析包括内部价值链分析、竞争对手价值链分析和行业价值链分析。由于医院成本的发生与其价值活动有着共生的关系，所有成本都能分摊到每一项价值活动中，通过价值链分析得出的信息对制定战略、消除成本劣势和创造成本优势起着重要的作用。二是战略定位分析法。医院在选择战略时，必须同行业中各竞争要素的特点及其组合相匹配。通过战略环境分析，确定采取的战略，明确成本管理方向，建立与医院战略相适应的成本管理战略。事实上，价值链分析为战略成本管理提供了一个总体分析框架。而战略定位分析解决了将成本管理与医院战略相结合的问题。三是成本动因分析法。通过结构性成本动因分析和执行性成本动因分析，着重分析医院基础经济结构等情况，寻求提高作业效率的有效选择，降低服务成本，形成竞争优势。

利用战略成本管理的成本信息，先分析各自医疗服务所处市场的生命周期和市场份额等情况确定应采取的战略。突出特色吸引病人，以差异、特色取得竞争优势，通过培养病人对医院品牌的忠诚度等方法实现差异化。如果不能以特色取胜，就要通过严格的质量成本控制和持续的服务流程优化，在成本和效率上优于竞争对手，以低成本、低价格取得竞争优势。

医院只有采用精湛的技术、优良的服务、合理的检查、合理的用药和尽可能低的成本费用令病人满意，才能获得更多的社会效益和经济效益。战略成本管理的核心理念是构建持久的成本领先优势和差异化优势。战略成本管理的现实意义体现在以下几个方面。

1. 有利于改善和加强医院经营管理

成本是决定医院优质服务在竞争中能否取得份额以及占有多少份额的关键因素，而影响竞争成本的核心是医院的战略成本，而非传统的经营成本。战略成本管理是现代医院适应市场经济发展和医疗市场竞争的必然结果。

2. 有利于建立和完善成本管理体系

战略成本管理是医院全员管理、全过程管理、全环节管理和全方位管理，是商品使用价值和商品价值结合的管理，是经济和技术结合的管理。不仅在成本管理中体现微观层面上的分析，而且把工作重心转向服务关联、技术关联、采购关联、财务关联、竞争对手关

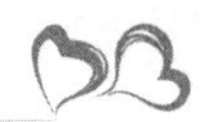

联中的成本分析等有关医院整体战略，使医院经营管理正确地进行成本预测，从而正确地选择医院的经营战略，正确处理医院发展与加强成本管理的关系。

3. 有利于更新医院成本管理的观念

传统成本管理只强调管理医院的目的，而不注重过程选择，忽视了人的能动性、创造性及人的多方面需求。医院战略成本管理将全体员工视为成本产生的直接动因、成本控制的主体和成本改进的决定因素，着重进行医疗服务市场的需求分析和相关技术的发展态势分析，并对医疗服务项目的设计、病人的诊治及后续治疗，维护保养、废弃处置等成本进行全过程管理，以尽可能低的费用，向病人提供尽可能优质的服务，以尽可能少的成本支出，获得尽可能多的使用价值，不断提高医院的市场竞争力，为医院获得更多的社会效益和经济效益。

战略成本管理是成本管理与战略管理有机结合的产物，是医院成本管理发展的必然趋势。引入战略成本管理理念，目的是以成本管理为主线，优化资源配置，寻求差异化优质服务，降低运营成本，构建基于整个价值链优化的战略竞争优势，促使医院统筹兼顾，努力改变医院自身状况，以促进医院更好的发展。

（五）医院全成本核算

医院全成本核算真实准确地计算医疗服务的成本，客观、公正地评价医疗服务的价值，动态、实时了解医院各环节的效率和效益，有效地遏止不正常的医疗费用增长，对促进医院建设和发展有着重要的现实意义。

医院学科建设和经营管理是医院建设发展的两条主线，医院经营管理往往是医院建设发展的弱项。很多医院把将成本核算列为医院经营管理的重点。但医院和科室的成本核算存在“双轨制”，对医疗成本的归集范围和分摊方法各不相同，没有统一的操作方法，造成医院成本核算的盲目性和局限性，使成本核算产生的信息结果差异很大，很难为医院经营管理提供真实、完整、可靠的信息，达不到成本核算的真正目的。

医疗服务不同项目和不同数量的组合，构成不同病种、不同病人的医疗成本。因此，建立医院全成本核算信息体系，要以会计核算数据为基础，按成本核算对象归集分配各项费用进行成本核算，计算医疗过程中的全部资金耗费，以保证成本核算结果和会计核算结果，实现成本核算数据与财务会计数据信息的一致性。

医院成本该算信息体系分为收入指标体系、成本指标体系、效益指标体系、质量指标体系，其中收入指标体系预测经济活动的发展趋势；成本指标体系实现高效、低耗的成本指标控制：效益指标体系实现效能、效率与效益的统一：质量指标体系对不同专业岗位人员的工作质量、效益进行有效的监控。

建立医院全成本核算信息体系的意义，体现在以下三个方面。

1. 提高医院劳动效率效益

实施全成本核算后，运用经营和成本控制理念规范做事原则，将医疗服务质量指标纳入成本考核，只有符合医疗服务质量的劳务才能核算有效收入。这使科室深刻地认识到，只有全面提高医疗质量和服务质量，提高病人满意度，才能赢得更多的病人，从而改变科室每个人的行为方式，变被动服务转为主动经营，不断提高医疗服务质量，提高医院劳动效率和效益。

2. 控制医院经营运行成本

医院各科室之间实行内部有偿服务，提供服务和物品按医院内部服务价格结算。使用资源的科室支付成本，提供资源的科室得到收入，采取所有物料根据医嘱和收费情况进行以耗定量发放、当月成本全额计入的管理方法，提高科室管理意识，改变科室只注重创收、不关心材料消耗的现象，有效控制医院经营运行的无效成本。

3. 优化医院各种资源配置

医院一般存在着各科室争设备、争人员、争空间的现象，从而导致设备闲置或使用率不高、人浮于事、劳动效率低、部分房间不能有效用于临床等后果。规范医院业务管理流程，注重医院经营管理中投入与产出的关系，充分利用成本核算数据，让科室员工参与管理，使各科室高度关注科室的收、支账目情况，把成本确定的目标变为医院员工的自觉行动，自觉控制自己的可控成本。

科室成本核算是医院成本核算的基础。它能发挥医院财务管理与成本核算管理的作用，使医院财务核算走向经济管理的高度，深入到医院经营管理的各个方面和层次，有效地制止不正常的医疗费用增长。成本核算重点要做好以下五项工作。

（1）科学确定成本核算对象

将医院的科室划分为直接医疗类科室、医技类科室、医疗辅助类科室、管理类科室、科研教学类科室等不同类型科室的核算单元对象，建立健全医院全成本核算流程。

（2）合理确定费用分摊原则

采取一级公用费用分摊、二级管理成本分摊、三级医疗辅助成本分摊、四级医技科室成本分摊等四级分摊法，逐级逐项分摊到不同类型科室。

（3）建立成本核算相关制度

建立健全财产物资出入库制度、各种原始记录及收集整理制度、内部结算价格制度等相关制度。以保证归集、分配和计算各项费用数据的准确性，使医院管理变得严谨、扎实

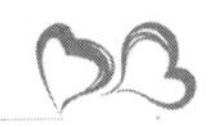

和准确。

（4）规范核算费用分摊方法

正确地归集和分配各种费用等，对各个独立核算实体整个核算过程进行监控。防止核算内容出现错报、漏报、虚报、瞒报，保证成本核算结果和会计核算结果一致，提高医院全成本核算的效率。

（5）定期进行效益分析评估

在分析中做到内容项目齐全、指标科学合理、标准清晰明确、方法简单准确、手段先进快捷，系统、全面和准确地反映医院、科室和单项医疗成本效益的实际情况。

全成本核算需要通过信息管理体系的建设和运用，客观反映医院各种成本产生与形成的过程，显示各科室成本来源与构成情况，不仅可使医院管理者掌握医院总体情况，也可以了解所有科室的成本状况，客观、公正地评价医疗服务的价值，实现成本核算数据与财务会计数据信息的一致性，将使医院财务管理上升到经济管理的高度，有利于从医疗成本发生的事前、事中、事后三个环节进行全方位的控制和管理，从根本上控制好、管理好医疗成本，有效地遏止不正常的医疗费用增长，为落实医院经营管理目标打下良好的基础。通过完善院科两级核算体系，实现医院经济核算和经济管理的统一，实行统一领导、统一管理，制定科室成本核算办法，建立考核指标、成本分析评价、成本信息反馈体系，对材料消耗、公务费等实行事前控制。对服务质量、科研成果、科技创新等进行考核量化，充分利用资本流动性特点，重视资本的支配和使用，降低成本提高劳动效率，以较小的经营风险获取较大的经营效益，为医院可持续发展创造有利的环境与条件。

（六）医疗设备精细化管理

随着医疗技术的高新化和医疗需求的个性化，医疗设备在医疗、教学和科研工作中的作用越来越大，许多高新技术的应用离不开先进的医疗设备。医院的医疗设备管理存在盲目引进、重复购置、成本核算不到位、忽视技术培训等问题，加强医疗设备的综合管理，对医疗设备引进、使用等环节进行连续的动态跟踪管理，实现医疗设备的精细化管理，有利于现代医院创造最优的技术、经济、社会效益。

医疗设备的精细化管理，医院要明确相关人员的岗位职责，以及装备规划、立项的原则、程序等，并从医院总体发展、专科建设、人才引进、财务状况、设备性能等方面，建立医疗设备装备规划和立项制度及评审体系，对医疗设备管理工作中的重大决策、技术问题进行评价、咨询和宏观管理，坚持结合医院发展及学科建设的实际需要，考虑医疗设备资源配置：一是满足基本医疗需求，确保医疗工作正常开展；二是添置专科医疗设备，形成特色专科；三是引进高精尖医疗设备，提高医院整体档次，并遵循技术上先进、功能上适用、经济上合理等原则，做到每个医疗设备引进项目均建立项目论证小组，从技术上引进条件是否成熟，资金上是否允许，人员及场地准备上是否充足等方面进行充分论证，并由医疗设备管理机构进行审批，以避免盲目引进、重复购置导致设备闲置、使用率低的不良后果。

由于采供信息严重不对称，容易引发决策失误、资金超预算、合同缺陷甚至操作违规等风险。因此，必须实施医疗设备采购风险管理。一是采购阶段。医疗设备正式立项后，需要做好供应商的评审、采购方式的选择、采购物品的验收等工作，特别是从供应商的资质、信誉及服务情况、产品质量及价格等方面进行评审，对供应商的供货情况实时监控，实行动态管理，保持供货渠道的稳定性。着重实施医疗设备风险管理，以实现科学配置医疗设备减少闲置浪费的目标。在规避设备采购风险方面主要有两个办法进行规避。其一，采用年限折旧法对医疗设备进行折旧管理，并作为科室的成本开支。建立起较完备的风险评估机制，有利于科室在购买设备时充分考虑其时效性，加强设备管理，分解和转移设备的采购风险。其二，在设备采购过程中实行项目管理。凡价值超过一定价值的医疗设备采购，均实行项目管理，划分为项目准备、技术谈判、商务谈判、合同执行、交付使用和使用跟踪等六个阶段，对层层分解的采购流程实施层层负责，层层把关，以有效规避采购中的人为风险。

二是设备安全质量管理。医疗设备应用安全与否，直接关系医疗质量。把医疗设备管理部门定为医院质量管理体系的重要环节，而不仅仅是在后勤保障方面的作用。建立以设备应用安全质量保证为核心的管理模式与评价体系，医疗设备的使用、保养和维修必须有专人负责，持证上岗操作，严格按规程操作，保证符合仪器使用的环境条件。大型医疗设备必须制定保养计划，并严格按计划做好日常的保养工作。医疗设备一经出现故障，应及时组织工程技术人员进行检修，院内力量不能解决的故障，要及时通知生产厂家来人维修。医疗设备的使用、保养和维修情况应及时登记，以备作为医疗设备效益分析及日后报废的依据。

三是医疗设备的效益分析。分析评价在使用医疗设备的状况，提高使用率，指导医院的医疗设备装备规划和立项，为医院添置同类医疗设备提供论证依据。医疗设备产生的效益可分为两类：一为社会效益，二为经济效益。对于不能单独收费或使用频率太低、但又必备的医疗设备，难以对其进行经济效益分析，主要从诊治人次数、诊疗工作的影响程度、科研教学、业绩等方面进行社会效益分析。而一些有收费项目的医疗设备，尤其是大型医疗设备，除了进行社会效益分析外，应重点进行经济效益分析。最常用的分析方法有两种，第一种是投资回收期法，即根据收回医疗设备投资成本所需要的时间来进行的经济

 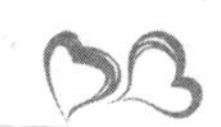

效益分析方法，投资回收期越短的医疗设备，其经济效益越好；第二种是投资收益率法，指该医疗设备每年获得的净收入与投资总额的比率，投资收益率越高，其经济效益越好。从医疗设备购置开始到使用中的每一个环节进行效益分析，既要遵守国家政策，让医疗设备发挥最大效益，又能满足社会效益的需求，维护病人的利益。

（七）卫生耗材精细化管理

随着越来越多新设备在临床治疗中的推广和普及，医用耗材使用的品种和数量逐渐增多，给医院成本控制带来相当大的难度。医院耗材管理还存在各种问题，制约着医院耗材精细化管理的发展。比如医院管理观念过于落后、管理方法陈旧、管理制度不够完善等的问题。一些管理人员在工作过程中还有私人感情，无视医院管理制度，观念过于落后。大部分医院仍旧沿用以往传统的管理形式，管理办法过于单一化、教条化，导致医院管理秩序混乱，管理效益难以提高。缺乏完善的管理制度，在耗材购买方面没有明确的规划和目标，导致耗材流向和使用混乱。

随着医疗耗材使用数量和种类的不断增多，管理难度也逐渐增加，耗材精细化管理应制定明确的管理目标和完善的管理制度，并贯彻落实到具体环节中。对管理工作流程和操作进行规范化管理，提高医院管理效益。主要措施有转变管理理念、加强耗材管理控制以及信息化管理等。管理人员应明确管理内容及目标，定期举办耗材精细化管理相关培训。尽量采取更多的形式和手段，大力加强耗材精细化管理宣传教育，营造一个良好的耗材精细化管理氛围，以提高管理人员管理积极性和责任心，从而保证耗材精细化管理工作有条不紊地开展。在采购阶段，管理人员应事先对需采购的耗材数量、价格、名称进行详细整理，并与相关部门进行反复的确认核对、申报，应注意耗材的性价比，尽量选择适合于设备要求的经济适用的耗材，以降低病人的治疗成本和提高医疗设备的使用寿命。对于常规耗材要引入“零库存”管理，建立快速供货网络，既减少库存闲量或浪费，又确保临床医疗的需求。对于贵重耗材可采取特殊记录制度，以杜绝漏记账等损失，节约医院流动资金。应在耗材精细化管理中充分应用信息化管理系统，将纸质档案管理数据转换为电子档案，以提高档案数据的准确度，提升管理效率。

（八）医院人事与分配精细化管理

人事和分配制度改革既面临医疗管理体制上的调整，又要解决内部结构调整上的矛盾，对医院能否建立有责任、有激励、有约束、有竞争、有活力的运行机制起着关键性的作用，直接影响到医院现代化的建设和发展。医院人事和分配制度的改革，其核心是要建立一种能上能下、能进能出的用人机制和体现劳动、技术、成果、管理参与分配的分配机制。这种机制一方面要通过行政手段用相应完善的规章制度来促进建立，另一方面要通过有效的经济手段来促进建设，形成一种良性循环。

人事制度改革必须与分配制度改革同步进行。分配制度改革是人事制度改革的重要保障，没有分配制度改革的人事制度改革不能持久。深化医院人事和分配制度改革要做到“三打破”“三建立”，以增强医务人员的危机感、责任感，达到提高效率、减员增效的预期效果。打破用人制度上的“铁饭碗”，建立人员能上能下、能进能出的合理流动机制，明确树立以社会医疗需求为导向的经营管理理念，对医院行政科室和临床医技科室的设置进行调整，确定岗位的职位、职称结构比例，明确岗位职责、任务、工作目标及工作考核标准，因需设岗，以岗定编，公开、公正地对各类人员聘任考核实施监督。按优胜劣汰的原则，精减行政后勤编制，大力支持发展医疗技术水平高、社会效益好、有发展前景的临床医技科室，对多年无起色、效益低下的临床医技科室采取合并甚至撤销等措施。

建立聘用合同制，设置转岗分流制和下岗制，实行双向选择，竞争上岗，严格考核，聘约管理。实施院科两级、分类考核制度，考核内容包括德、能、勤、绩。建立医院内部人才服务中心，实行人事代理制，使单一的人事管理制度向人才社会化、市场化配置转变。转变内部管理模式，实现医院内外人员的合理流动，保障医院减员增效后出现的转岗分流人员畅通分流。

医院分配制度改革是要逐步建立起既能充分利用现有的有限的卫生资源，又能更多更好地为病人和社会的发展服务，又不增加病人和社会的经济负担，既能提高工作效率、又能兼顾经济收益的分配模式。实行岗位效能工资制，把岗位职责和工作效率等列入分配内容的范畴，使不同的身价、不同的职务均以现聘岗位确定工资档次，即什么岗位享受什么工资待遇。对构成现行工资部分的活工资和部分津贴也分成不同的岗位档次，起到干与不干不一样的奖惩调节作用。要将劳动、管理、技术、责任等生产要素纳入奖金分配方案，以体现不同生产力要素不同的效益和贡献。并按照向临床一线、专家、学科带头人、业务骨干倾斜的原则，实行业务人员和行政后勤人员两条线分配制度。分别制订行政职务、技术职务、工作岗位的系数，使奖金分配差距拉大，增强奖金分配的激励作用。打破职务、职称终身制，建立评聘分开的管理模式。医院不止需要拥有广泛知识、丰富经验、基本功扎实、有商业头脑的人才，更需要一批高素质的、有创造能力的、善于创新知识并付诸新的应用途径的人才，即具有驾驭知识的出众能力的人才。为此，医院要从建立健全竞争机制、激励机制、制约机制等方面构建一种全新的人才理念和全新的管理模式，促进改变用人的终身概念即一次分配定终身、一次评审定待遇的用人局面。建立良性循环的用人机

制，体现责、权、利相结合和优胜劣汰的原则，推行竞争上岗、评聘分开制度，建立单位自主用人、职工自主择业的新机制，努力营造一种让人才施展聪明才智的氛围，激励各类人才不断创造性地解决新问题，并使之实现自身价值的同时得到应有的报偿。

推行科主任负责制、职务竞选聘任制，明确要求科主任树立竞争意识、机遇意识、发展意识、人才意识、管理意识等，明确规定科主任拥有科室行政管理权、业务管理权、人事管理权、经济管理权、医德医风与精神文明建设领导权等权利，使科主任在医院的宏观调控下独立自主、积极主动、创造性地开展工作，在学科建设尤其专业发展上做到有目标、有计划、有措施，并落实到专人。院科两级领导要尽可能做到把更多的精力和时间放到人才建设和人才资源开发上来，确保医院现代化建设拥有永恒的动力和活力。

四、医院运营精细化管理的途径

明确了医院运营精细化管理的定义和意义，确定医院运营精细化管理的内容之后，下一步就是需要了解实施医院运营精细化的思路和具体步骤。一般来讲，医院运营精细化可以按以下的思路和步骤进行。

（一）培养员工的精细化观念和意识

医院运营精细化管理是新思路、新思想，如何将这种新的管理思想充分贯彻到各个环节是医院需要考虑的首要问题。大部分的医院员工对医院实施精细化管理的动因和目标只了解一部分或完全不了解。因此，需要医院高层管理者在医院内部营造一种氛围，从注重培养员工的精细化观念和意识入手，积极主动采取各种形式，向员工广泛宣传灌输精细化管理的深刻内涵和重要意义，全面把握和领会“精细化管理”的灵魂和意义，将精细化理念植根于员工的脑海。由被动变为主动，有效推动精细化管理的实施。

（二）做好医院的基础工作

基础管理是医院发展最基本的条件，是不可逾越的阶段，是实施精细化管理的必要基础和前提。系统梳理管理流程，寻找漏洞和缺陷，使医院各项管理活动有制度、有记录、有流程、有标准、有监督、有控制，使医院管理基础工作走向规范化和系统化，为精细化管理的成功实施奠定坚实的基础。

（三）运用信息系统，支撑精细化管理

信息化建设已成为医院精细化管理的基础，甚至已经刻不容缓的程度。而精细化管理

的成功实施依赖于大量的数据信息，要求管理者灵活运用现有的信息化系统，从系统中及时采集数据来掌握情况。整合与优化信息系统，逐步实现由分专业的多个独立系统向少而精的综合支撑系统过渡。当前的信息系统过于繁多，同时普遍存在着管理和运用的“两层皮”，既不利于医院管理层面的学习与掌握，也不利于数据的采集与维护。信息系统是以支撑医院正常的运转为目的，只有不断完善和运用信息系统才能获取更多有价值的信息，进而更好地服务于医院的发展。

（四）对医院的分析和预测需要更加精细化

精细化的经营分析和预测是决策的前提和依据。不少医院的数据分析方法不到位，分析工具不成系统。运营分析应是对医院的运营状况进行全面系统地分析和诊断，而不能只停留在简单的客户、市场、财务等层面。应对运营状况、财务状况、网络资源配置、人力资源管理进行综合分析，分析它们之间的因果关系。这就要求建立科学、系统的分析方法，完善分析工具。

（五）建立完善全面预算管理体系

全面预算管理是实施精细化管理的重要基础，已经成为连接战略管理与绩效管理及落实精细管理的重要牵引环节，并逐渐从成本目标控制手段向财务绩效评价工具和企业战略执行平台演进。在全面预算管理过程中，预算编制是一个非常重要的基础环节，如果预算编制质量不高，全面预算管理的作用和功能就会大打折扣。

（六）重视执行成本，强调效率

财务成本管理的精细化要慎重考虑执行的成本和效率。在推行“精细化”管理的实践中，出现了不少因过分追求精细化而伤害运营效率的问题。就像前文所说的精细化之争，过分拘泥于步骤和程序的细分、到位，意味着医院要为此付出大量的成本，包括时间、人力和物力，以及对市场变化的反应速度。制度建设是财务成本管理向精细化推进的奠基石。但越规范、细致的制度，其执行成本越高。财务成本管理工作需要规范的管理制度来夯实基础，但在拓展工作领域、与其他部门合作的过程中，需要充分考虑制度执行的成本，避免掉入烦琐冗杂的流程处理中。财务成本管理的精细化需要在“大财务”战略下破除部门之间的壁垒，拓展职能范围，为运营管理活动提供精细化的信息，以信息化手段推进精细化管理，同时兼顾成本效益原则。

参考文献

[1] 蒋飞．现代医院管理精要［M］．北京：科学技术文献出版社，2019.
[2] 王兴鹏．现代医院 SPD 管理实践［M］．上海：上海科学技术出版社，2019.
[3] 李军．现代医院医疗保险管理指南［M］．天津：天津科技翻译出版公司，2019.
[4] 阚瑞宏．现代医院人力资源管理探析［M］．北京：航空工业出版社，2019.
[5] 卢斌，虞玉津．现代医院后勤管理信息化应用指南［M］．北京：研究出版社，2019.
[6] 杨继红．现代医院管理概要［M］．上海：上海交通大学出版社，2019.
[7] 孙良仁．现代医院管理实践［M］．北京：科学技术文献出版社，2019.
[8] 李为民．现代医院管理理论、方法与实践［M］．北京：人民卫生出版社，2019.
[9] 曾昭宇．现代医院管理模式运用精要［M］．北京：科学技术文献出版社，2019.
[10] 杨有业．现代医院管理创新理念与实践［M］．北京：科学技术文献出版社，2019.
[11] 李亚军，邵小莉，卢博．现代医院管理制度上［M］．西安：世界图书出版西安有限公司，2020.
[12] 郑艳华．现代医院管理［M］．北京：科学技术文献出版社，2020.
[13] 沈红玲．现代医院管理理论与实践［M］．北京：科学技术文献出版社，2020.
[14] 莫言娟．现代医院管理与医院经济运行［M］．天津：天津科学技术出版社，2020.
[15] 王晓锋．现代医院管理模式与实用操作［M］．北京：科学技术文献出版社，2020.
[16] 张晓玉．非公立医院的现代医院管理制度实务［M］．北京：人民卫生出版社，2020.
[17] 兰芳．现代医院财务管理研究［M］．延吉：延边大学出版社，2020.
[18] 陈英博．现代医院财务管理探索［M］．北京：现代出版社，2020.
[19] 付营，王芳，王坤．现代医院护理管理指导手册［M］．沈阳：辽宁科学技术出版社，2020.
[20] 韦铁民．现代医院内部管理制度下［M］．杭州：浙江大学出版社，2020.

［21］张蔚．现代医院文档管理［M］．西安：世界图书出版西安有限公司，2021.

［22］吴锦华，钟力炜，刘军．现代医院采购管理实践［M］．上海：上海科学技术出版社，2021.

［23］戴夫．现代医院十维管理理论与实践上［M］．合肥：中国科学技术大学出版社，2021.

［24］陈国强，刘永耀．运用现代管理工具锻造高质量医院的实践［M］．北京：科学技术文献出版社，2021.

［25］赵文．精编现代医院管理规范［M］．哈尔滨：黑龙江科学技术出版社，2021.

［26］耿捷．现代医院感染管理质量控制［M］．北京：世界图书出版有限公司，2021.

［27］陈航，宋子申．现代医院信息化建设与管理实践修订本［M］．北京：世界图书出版公司，2021.

［28］张侃，耿捷．现代医院管理软件学［M］．西安：西北大学出版社，2021.

［29］刘中民，王韬．现代医院应急理论与应用［M］．北京：科学技术文献出版社，2021.

［30］吕志兰．医院感染管理与急危重症护理［M］．北京：中国纺织出版社，2021.